名医与您谈疾病丛书

# 颈肩腰腿痛

## （第二版）

总主编　李广智

主　编　郁汉明

中国医药科技出版社

# 内 容 提 要

　　本书为《名医与您谈疾病丛书·颈肩腰腿痛》的再版修订。书中从基本常识、发病原因、临床表现、诊断、鉴别诊断、治疗、预防保健等几方面，深入浅出、通俗易懂地为大家诠释日常生活中最需了解、掌握的有关颈肩腰腿痛的知识，其内容科学、实用，适合相关患者及临床医生参考阅读。

## 图书在版编目（CIP）数据

　　颈肩腰腿痛/郁汉明主编. —2 版 . —北京：中国医药科技出版社，2013.7

　　（名医与您谈疾病丛书）

　　ISBN 978 - 7 - 5067 - 6047 - 8

　　Ⅰ.①颈…　Ⅱ.①郁…　Ⅲ.①颈肩痛 - 防治　②腰腿痛 - 防治

Ⅳ.①R681.5

　　中国版本图书馆 CIP 数据核字（2013）第 057503 号

**美术编辑**　陈君杞

**版式设计**　郭小平

| | |
|---|---|
| 出版 | 中国医药科技出版社 |
| 地址 | 北京市海淀区文慧园北路甲 22 号 |
| 邮编 | 100082 |
| 电话 | 发行：010 - 62227427　邮购：010 - 62236938 |
| 网址 | www.cmstp.com |
| 规格 | 958×650mm $\frac{1}{16}$ |
| 印张 | 17 $\frac{1}{4}$ |
| 字数 | 188 千字 |
| 初版 | 2009 年 4 月第 1 版 |
| 版次 | 2013 年 7 月第 2 版 |
| 印次 | 2014年 6 月第 2 版第 2 次印刷 |
| 印刷 | 大厂回族自治县德诚印务有限公司 |
| 经销 | 全国各地新华书店 |
| 书号 | ISBN 978 - 7 - 5067 - 6047 - 8 |
| 定价 | 35.00 元 |

# 出版者的话

随着生活水平的提高，人们对医学保健知识的需求空前高涨，我社紧扣时代脉搏，也加大了对医学科普图书的投入。要想提高全民的健康素质，有效防治疾病，需要加大对疾病和健康知识的宣传、普及和推广工作，使群众了解和掌握相关知识，才能够有效预防疾病的发生和发展，并能有效缓解"看病难，看病贵"的问题。

基于此，我社于2009年出版了《名医与您谈疾病丛书》，第一版丛书共71本，囊括了绝大部分常见疾病。该丛书一经出版，就受到了广大读者的热烈欢迎，许多品种重印多次都不能满足读者需求，致使该丛书一度在医学科普图书中独领风骚。2009年，本丛书获"第七届统战系统出版社优秀图书"奖；丛书总主编李广智2011年荣获"上海大众科技奖·提名奖"；该丛书的6个分册曾连续入选新闻出版总署2010~2011年度、2011~2012年度《农家书屋重点出版物推荐目录》，重印多次，受到读者的一致好评。时隔四年，随着新技术、新概念的不断进展，许多观念也在不断更新，本丛书有必要与时俱进地进行改版补充和修订。

本次修订，从第一版中挑选了销量最好的前23本，就国内外最新进展和指南做了补充和更新，特别新加了一些患者最常问的问题和解答。本次再版的分册分别为：《高血压》、《痛风》、《高脂血症》、《类风湿关节炎》、《前列腺疾病》、《妇科炎症》、《腰椎间盘突出症》、《颈肩腰腿痛》、《脂肪肝》、《脑卒中》、《肾炎》、《胆囊炎与胆石症》、《乙型肝炎》、《乳腺疾病》、《甲状腺功能亢进症》、《银屑病》、《癫痫》、《尿路感染》、《抑郁症》、《焦虑障碍》、《冠心病》、《糖尿病》、《老年性痴呆》。考虑到目前心理卫生方面频发的问题和疾患，我们又加了《强迫症》和《精神分裂症》两本书一起出版，共25本。

本次修订，还是沿用了读者问、名医答的形式，对25种常见疾病、综合征或重要症状的病因、临床表现、诊断、治疗、预防保健等问题，做了尽可能详细而通俗的阐述；并特别选答在临床诊疗中患者询问医师最多的问题，为读者提供实用全面的防治疾病知识。它既适用于患者及其家属全面了解疾病，也可供医务工作者向病人介绍其病情和解释防治措施。

为大众的健康事业做好宣传普及推广工作是我社义不容辞的光荣职责，希望本丛书的再版，能够受到广大患者和家属的欢迎。

中国医药科技出版社
2013年5月

# 再版前言

颈肩腰腿痛病是常见病、多发病，尤其是在重体力劳动者、部分脑力劳动者和运动员群体中发病率较高；随着年龄的增长，此类疾病的发生率进一步上升。对此，虽已有不少医学科普图书作过宣传，但仍未引起人们足够的重视，来骨科门诊看颈肩腰腿痛病的患者还是络绎不绝。这一现象不能不令人忧虑，作为医务工作者，有责任、有义务以新视角、新形式继续大力宣传防治颈肩腰腿痛病的方法和手段。

应当指出，颈肩腰腿痛从严格意义上讲，并不是一种独立的疾病，而是由多种原因引起、起源各异但表现相同或相近的综合症状群，主要累及躯干、四肢等运动系统。此类病症在我国乃至世界各国都很常见、多发。据统计，约六成以上的中老年人受颈肩腰腿痛的困扰，影响工作、学习和生活，部分人因此丧失了工作和生活自理能力，给个人、家庭和社会带来沉重负担。为此，作者以新颖生动、简单明了的问答方式，从颈肩腰腿痛病的基本常识、病因、症状、诊断与鉴别诊断、治疗和预防保健等六方面，深入浅出、通俗易懂地为大家诠释日常生活中最需了解、掌握的颈肩腰腿痛病保健、预防、诊疗和康复知识。希冀本书能为患者乃至基层医务人员，提供一些有益的指导和帮助。

再版修订、增删的重点在常识篇、治疗篇和预防保健篇，因为这些部分日常涉及多，实用性也强，本着与时俱进的精神，增加了一些较新的内容，以使读者在颈肩腰腿痛病的防治保健方面有新的收获。

限于作者水平，本书仍有不当之处，敬请专家和读者不吝批评指教。

郁汉明
2013 年 2 月

# 目录
## *Contents*

### 常 识 篇

## 病 因 篇

# 症 状 篇

## 诊断与鉴别诊断篇

# 治 疗 篇

# 预防保健篇

# 常识篇

## 如何正确认识颈椎病？

据临床统计，80%以上的颈椎病患者与所从事的职业有关，如电脑操作员、长期处于疲劳状态的驾驶员和文书工作者等，加之坐姿、站姿、卧姿不正常，使颈椎病的发病率逐年上升，且日趋年轻化。而从事司机、IT、电脑设计等职业的人群颈椎发病率更高，达到80%以上。当然，心理因素、医源性损伤、运动等也可导致部分颈椎病。

但是，很多人对自己已患颈椎病麻木不仁。有的是在发病初期症状较轻，没有引起足够的重视，到了病情不断加重，颈部僵硬、疼痛乃至出现上肢或手指麻木时才去医院诊疗；有的则是因颈部不舒服如酸痛等去按摩，结果越按摩越糟糕，病情愈发严重，才不得已上医院找医生。这除了缺乏基本医疗知识外，还跟患者自己麻痹大意有关。对此，我们对颈椎病一定要有足够的认识，它不但使颈椎及颈部组织本身受害，还影响到心脑血管和中枢神经，造成各类颈源性疾病，可谓牵一发而动全身。

还应值得警惕的是别陷入颈椎病诊疗的误区。一是不要随便请江湖郎中乱按摩颈部。科学的推拿按摩本是治疗颈椎病常用的一种有效的保守治疗方法，对颈型、神经根型和交感型颈椎病有一定的消除无菌性炎症、缓解僵硬和减轻疼痛等作用。但对脊髓型颈椎病，尤其在急性期，就不允许按摩、推拿或牵引，否则会损害脊髓功能，严重者还导致瘫痪。二是病急乱用药。不少患者随意服用止痛药止痛或吃所谓保健品缓解症状，结果收效甚微，因为药物是靠胃肠吸收，经血液循环才能到达病变部位，而颈椎间盘无血管组织，仅靠软骨板的渗透提供营养，所以服药是"远水解不了近渴"。

另外，应该明白，不少颈椎病之所以难以治愈，除了病情太重、病程太晚外，还因为部分颈椎病确实存在疗效不佳和病情反复的难题。目前治疗该病的三大疗法，手术、微创、保守疗法，每种方法都能治好一部分病例，但哪种方法都不能包治所有患者。而且任何一种疗法对相应的患者都有禁忌证。所以总体治疗原则应当是：能保守者绝不手术；能简单者绝不复杂；能微创者绝不开刀。医生根据病人的病因、病情选择个性化治疗方案，达到效果好、安全性高、损伤小、费用低廉的目的。切忌"千人同法，万人一方"的机械化医疗模式。

当然，应强调，颈椎病若保守治疗半年以上无效，特别是症状严重的神经根型或脊髓型颈椎病，应首选微创疗法，如"射频靶点热凝微创术"，可对病变部位进行温控热凝治疗，使之变性、凝固、收缩，从而解除对神经根的压迫，同时防止病变周围组织与髓核粘连，避免无菌性炎症，并修复破损的纤维环，有效制止复发。该疗法集中了西医学的一些发展成果，体现微创伤、无创口的人性化理念，并结合传统的中医学精髓，实现了开放性手术向闭合性治疗的转变。其优点是：创口小，痛苦少，操作便捷，安全有效，并发症少，价格低廉。病情实有必要时，才考虑手术治疗。

## 落枕是怎么回事？

小张早晨起来，突然发觉自己的脖子不对劲，痛得要命，稍微转一下颈部痛得更厉害，待到洗刷时对着镜子一瞧，怪怪，好吓人，脖子歪啦！怎么回事？原来，他被"落枕"缠上了。

在日常生活中，象小张那样的"落枕"患者并不鲜见。导致落枕的原因是多方面的。特别是青少年，目前发生率呈居高不下之势。这说明，我们一些患者对落枕还缺乏必要的防卫知识。

睡觉时体位不正，颈部位置不当，是落枕的因素之一。头滑落枕旁时间过长，及至早晨醒来时才觉察颈部疼痛、转颈受限，此时颈部肌肉实际上已被扭伤或拉伤。类似情况较多发生在青少年，睡觉时随意翻身，动作幅度大，有时恶梦连连，浑然不知自己的躯干在扭动翻滚中，与头颈部已不在一条直线上，而头颈也被拖离枕头，时间一久，极易致颈部扭伤。

高枕是引起落枕的因素之二。高枕使头部抬高，颈部正常的前凸弧度可能变直，甚至向后反凸，那就使颈后部肌肉长期处于牵伸或紧张状态，造成颈后肌肉、韧带的劳损，影响颈椎的稳定，甚至可使颈椎小关节错位。另外，高枕会增大椎动脉进入颅底的曲折度，引起脑基底动脉供血不足，以致醒后头昏脑胀，颈酸背痛。再者，枕头过高使颈部强迫前屈，刺激颈动脉窦压力感受器，反射性地引起血管扩张，致血压下降，血流变慢，尤其使一些老人因脑缺血引发脑梗死。过去民间有个说法，所谓"高枕无忧"。而现在，许多"落枕"的教训告诉我们，"不是"高枕无忧"，而是"高枕堪忧"！

夜间长期侧睡或侧着看书是导致落枕的因素之三。很多人有侧睡习惯，不取此种睡姿就睡不着，若枕头压陷后的高度小于该侧肩宽，那就很容易造成落枕；另外，假如在侧着看书时迷迷糊糊睡着了，时间一长，也易引起落枕。所以，应改一改这些不良睡眠习惯，或者调整枕头高度，或者强化防范意识，都可以最大限度地避免落枕发生。

落枕的疼痛与形象受损，使人特别难受尴尬。颈肌痉挛是其主要症状之一。患者头颈歪向一侧，难以旋转颈部，成为"斜颈"、"歪脖子"，人的形象一夜之间面目全非，遭到扭曲。颈部疼痛明显，并向头顶、肩部及上臂放射，活动时疼痛加剧。用手触摸颈肌僵硬，或隆起成条索状，在颈侧或后部可触及压痛。落枕不仅给患者带来诸多痛苦，而且严重影响正常工作、学习和生活，需要认真防治。

## 颈椎长骨刺就是得了颈椎病吗？

颈椎出现骨刺或骨赘，或者说骨质增生，一般是人到了一定年龄后的生理性退行性变化，大多没有症状，因此不能简单地与颈椎病划等号。有了骨刺，不一定会伴有颈部疼痛，也不一定会有上肢麻木等症状。而只有当骨刺长在特定的部位，如椎体后方或椎间孔边缘，导致脊髓或神经根受压，出现相应症状时，才构成颈椎病。也就是说，颈椎病的确诊至少应包括三要素：颈部疼痛和活动受限；出现神经系统或椎动脉症状；X线片上出现骨质增生，部位要害或椎间隙明显变窄。三者同时具备时，才可诊断为颈椎病。

需要强调，X线摄片上见到骨刺，不能认为就得了颈椎病，没有症状完全无必要杞人忧天，草木皆兵。实在有顾虑，可以到医院请医生判断，千万不要人云亦云，自我困扰。

## 颈椎病是否会引起瘫痪？

这个问题不能笼统回答，要看是哪个类型的颈椎病，以及严重的程度。总的来说，可能发生瘫痪的颈椎病在多种类型的颈椎病中比较少见，不过占总数的 10% ~15%，如脊髓型颈椎病；但即使发生了瘫痪征兆，也可以通过手术解除对脊髓的压迫因素，使绝大多数患者逐渐恢复正常。

为何脊髓型颈椎病造成瘫痪的几率较高呢？这是由于因退行性改变而产生的骨刺，占领了髓腔的一定体积的缘故。特别是骨刺较大、较长且位于椎体后方，那样很可能会与脆弱的脊髓贴近，并随颈椎的活动而产生碰撞、摩擦，久而久之，会先与硬脊膜发生粘连，进而压迫、损伤蛛网膜、软脊膜直至脊髓。还有的患者因颈椎均衡性退化而致颈椎管周径逐渐变小，形成对脊髓的四面合围和紧缩，那样脊髓受到的挤压是没有丝毫回旋余地的，比较危险。这两种情况如不在短期内采取有效措施予以减压，那就很有可能产生高位瘫痪的严重后果。

需要指出的是，虽然脊髓型颈椎病等在一定条件下可能会引起肢体瘫痪，但不等于凡发生瘫痪者都由颈椎病引起。这个概念必需清楚。因引起瘫痪的其他颈部疾病很多，如骨与脊髓肿瘤、骨结核和颈椎后纵韧带骨化症等。所以凡怀疑有脊髓型颈椎病的患者，除摄颈椎 X 线平片外，还需做脊髓造影，或 CT 检查，或磁共振检查，以利正确诊断和鉴别诊断。

## 肩关节如何构成？肩袖又是什么？

由于肩关节容易发生脱位和肩周炎，所以对其特殊的构成也应有一定的了解。

肩关节是人体中活动度最大的关节，却也是在构造上有一定先天缺陷的关节。广义上的肩关节包括盂肱关节、肩峰下关节、肩锁关节、胸锁关节、喙锁连结和肩胛骨胸壁联合，比较复杂；而狭义的肩关节则特指由肩胛盂和肱骨头所组成的盂肱关节。

肩关节是典型的悬吊结构，依靠肩关节周围的肌肉、韧带和关节囊，将上肢与躯干连接起来。在非运动状态下，上肢因重力的作用呈下垂相。其薄弱处，在于肩关节的骨性结构对肩关节的活动几乎没有限制作用，因而其稳定性较差，容易在一定的条件下发生脱位或习惯性脱位。

肩关节的稳定主要依赖其周围的关节囊、肌肉、肌腱和韧带，这些组织比较强大，而肩关节盂的面积则仅为肱骨头面积的1/4，可谓"大头小盂"或"头大盂小"。这两者比例的明显差异，导致了肩关节功能上的特殊性：一方面，肩关节具有人体所有关节中最大的活动度，最大限度地满足了直立行走的人以手为劳动工具的需求；另一方面，正因为其稳定性的欠缺，在肩关节活动过度时，也极易导致损伤或脱位。可谓是"双刃剑"。当然，不用担心，聪明的人类进化到今天，是会懂得对诸如肩关节等问题，如何巧妙地扬长避短的。

那么什么是肩袖呢？肩袖是包绕在肱骨头周围的一组肌腱复合体，也称"旋转袖"。肌腱复合体包括：肱骨头前方的肩胛下肌腱；上方的冈上肌腱；后方的冈下肌腱和小圆肌腱。这些肌腱的运动产生并完成肩关节的旋内、旋外和上举运动；更重要的是，肩袖将较大肱骨头牢牢固定在较小的肩胛盂上，对维持肩关节的稳定，保证肩关节的正常运动起着至关重要的作用。

了解肩关节的上述结构特点，对预防肩关节的外伤性脱位和肩周炎，必将起到较好的指导作用。

## 肩周炎为什么又叫"五十肩"？

肩周炎又称"五十肩"，算得上名副其实，是专家们临床经验和患者自身体验在某种意义上的总结。因为肩周炎确实多发于50岁以上的中老年人，无论是男人还是女人。

原因在于，一是该年龄群体的活动量相对减少，关节周围的肌肉、肌腱和韧带等软组织的柔韧性、弹性和协调性降低，因而在活动时尤其是过度运动时容易发生损伤；二是受环境风湿寒等因素侵袭时，肩关节适应性也差，甚易缺血缺氧而导致无菌性炎症，进而发生肩关节粘连，形成肩周炎；三是反复的轻微损伤，又可引起肌腱钙化或纤维化，产生肌腱炎；四是肩峰下若骨质增生，会使喙肩、肩峰下穹隆的容积缩小，位于其中的肩袖组织经反复挤压、摩擦，也会发生肌腱炎；五是50岁以上的中老年人，其肩关节囊容易发生挛缩或长时间磨损，极易产生关节囊炎症。

综上所述，肩周炎被称为"五十肩"，可谓"名至实归"，一点也不夸张。

## 腰部的生物力学特点是什么？其活动范围有多大？

腰部脊柱由5个椎骨组成。上下椎骨夹着一个较厚的软骨，是椎间盘；上下椎弓之间有一对小关节，形成椎间关节；椎体加上各椎弓连接环，构成椎管；椎管内有脊髓通过；椎间孔通过发自脊髓的脊神经根。腰部脊柱向前有一生理性前凸弧。从腰椎的生物力度讲，虽然它灵活性不如颈椎，稳定性比不上胸椎，但其在整个脊柱活动中，却起着关键的、不可替代的、稳定脊柱全局的作用。其力学特点为：一是腰椎正常生理曲度的存在，十分有利于维持整个脊柱自身的稳定与平衡，一旦弧度发生变化，就可引起相应部位的慢性劳损性疼痛。二是腰椎的连接和支持结构十分强大。除了椎间盘，周围还有坚固的韧带，如前纵韧带、后纵韧带、黄韧带、棘间韧带和棘上韧带等；肌肉则更为强壮，如背阔肌、骶棘肌、下后锯肌、腰大肌和腰方肌等，腹和臀部肌肉也有一定的间接支持作用。一旦这些软组织受损或感受风寒，就会引起相应的疾病，对脊柱的平衡和稳定产生负面作用。三是腰椎承受的负荷力非常大，全身约2/3的重量落在腰椎，尤其是腰椎下部，因此较易发生早期退行性变，导致腰椎间盘突出症，特别是重体力劳动者和运动员，发病率更高。当然，腰椎除保证正常运动外，还有保护脊髓末端和马尾神经的作用。

那么，腰椎的活动范围有多大呢？

腰椎所能进行的活动主要是前屈、后伸、左右侧屈和水平方向的左右旋转，以及三者之间协同综合形成的环转运动。呼拉圈运动即是腰部环转运动训练的一种好形式。腰椎活动范围在整个脊柱系列运动中处于中等灵活度水平。正常情况下，人弯腰可至45°左右；后伸约30°；左右侧屈30°；左右旋转为45°。腰椎的活动范围与年龄成反比。年龄越大，腰活动范围越小。当然，也不是绝对的，还跟你平时的锻炼、运动情况相关。有的虽然年龄较大，但平时若能经常坚持锻炼，则腰部活动范围就有可能仍保持相当大的幅度，至少可使幅度减少的速度趋缓。所以，我们努力提倡中老年人应进行持之以恒、适当强度的体育锻炼。

## 如何自我辨别腰痛原因？

一些流行病学的调查表明，约70%～80%的人在其一生中均有过腰痛，多数患者年龄在20～55岁之间。腰痛患者在医院日常骨科诊疗中的比重约占六成以上。那么，如何自我辨别腰痛原因呢？

一是以腰痛部位辨因。腰痛局限于两侧软组织者，多为腰肌、骶棘肌或腰背筋膜病变；腰痛在脊柱棘突的浅表部者，多为棘上韧带或棘间韧带病变；腰痛在腰椎一侧或双侧，有压痛并向相应臀部或下肢放射者，要考虑腰椎间盘突出症；若腰痛部位集中在腰骶关节或骶髂关节附近，则可疑腰骶关节劳损或骶髂关节炎。

二是以腰痛性质辨因。腰肌劳损，多表现为慢性钝痛；棘上、棘间韧带损伤，多表现为局部尖锐刺痛或割裂样疼痛；腰椎间盘突出症除腰部疼痛外，还可出现下肢放射样疼痛，并有阵发性加剧，即当咳嗽、喷嚏或大便用力时下肢放射痛阵阵加剧。

三是以腰痛加重时间辨因。根据腰痛在一天中所出现的不同时间，可大致判断腰痛的原因。清晨起床即出现腰痛，腰部活动后腰痛又明显缓解，多提示腰椎退行性病变；晨起时腰痛一般，但午后逐渐加重，多提示腰椎间盘突出症；白天腰部无明显大痛，但入夜后腰痛加剧，即夜间痛，多提示脊椎肿瘤或椎管内占位性病变。

四是以腰痛发生年龄辨因。青年人出现慢性腰痛，常见于椎体骺板骨软骨病，又称青年性驼背；或患上了强直性脊椎炎等。中年人慢性腰痛，多见于腰肌劳损或腰椎间盘突出症等。老年人慢性腰痛，常见于退行性脊椎炎或老年性骨质疏松症等。

五是以腰痛患者性别辨因。女性慢性下腰痛，伴有规律性周期性改变者，可能与妇科盆腔疾病有关；若在产后出现慢性持续性下腰痛，可能是致密性髂骨炎所致；绝经后缺乏锻炼或内分泌药物调整，易发骨质疏松症等。

六是以腰痛和气温关系辨因。如气温寒冷、湿度高，或"黄梅"时节阴雨绵绵时，诱发腰痛或加剧腰痛，多提示为风湿性腰痛、纤维织炎等疾病。温湿变化是这类患者腰痛发作的"晴雨表"。

七是以腰痛和职业关系辨因。如"办公族"，长期久坐工作，易出现腰肌劳损；长期重体力劳动者，尤其搬运工、建筑工和翻砂工等，易患腰椎间盘突出症、腰椎退行性疾病；举重、体操运动员或杂技演员等，易患急性腰扭伤或腰椎弓根崩裂症等。

八是以腰痛和步行关系辨因。若不能下地行走者，多属急性腰伤或重症腰痛症（如腰椎间盘突出症急性发作）患者，应高度重视，立即去医院诊疗；如出现间歇性跛行，即以间断休息为特征的步行障碍，一般在行走 300 米左右，就需休息或蹲坐片刻才可行走者，反复如此，多为腰椎管狭窄症；步态不稳或蹒跚者，应考虑椎管内占位性病变或脑、脊髓病变。

通过以上方法，患者多可大致判断自己究竟患上了何种腰痛病。当然，还有很多其他辨因手段。不过应该强调的是，一旦本人有了腰腿痛，经自我调理或保守治疗一段时间无效后，应及时上医院检查治疗，特别是肿瘤等疾病，以免耽误病情。

## 腰痛由哪些因素引起？腰腿痛与坐骨神经痛的关系如何？

腰痛是由多种因素引起的，既有先天的脊柱发育不良、缺陷或畸形，也有后天的外伤、退化、炎症和肿瘤等因素。另外，若邻近或周围组织、脏器发生病变，也会殃及腰部，引起腰痛，如肾结石、宫颈炎和盆腔炎等；当然，还有一些特殊的原因，如性交、怀孕等，有可能导致腰痛。因此，一旦发生腰痛，既不要轻易自己下结论，也不用惊慌失措，应上医院仔细检查，找准病因，进行及时有效的治疗，不让病情发展或恶化。

引起腰痛的常见原因大致有：一是脊柱先天性畸形，包括脊柱隐裂、腰椎骶化、骶椎腰化、第3腰椎横突综合征、腰椎管狭窄、脊柱侧凸和腰椎滑脱等；二是腰外伤：如急性腰扭伤、腰肌劳损、脊柱骨折、腰椎后关节紊乱症、棘上韧带损伤、棘间韧带损伤和脊椎滑脱等；三是无菌性炎症：如腰背筋膜炎等；四是退行性变化：有腰椎骨关节炎、腰椎间盘突出症、骨质疏松症和腰椎自发性压缩性骨折（老年性骨萎缩）等；五是炎症性病变：如结核、化脓性脊柱炎和骨梅毒等；六是非特异性炎症：如类风湿性关节炎和强直性脊柱炎等。内科和妇科的许多疾病及肿瘤，还有氟中毒等，都有可能引起腰痛，我们将之列入另类腰腿痛进行讨论。

腰腿痛与坐骨神经痛的关系如何呢？我们说，腰痛常常会放射到臀腿部，引发坐骨神经痛，两者难兄难弟，往往相伴存在；但坐骨神经痛就不一定牵涉或反射到腰部，也就不一定发生腰痛。

让我们简单了解一下坐骨神经痛吧。它分为原发性与继发性两种。原发性坐骨神经痛多因感染或中毒等直接损害坐骨神经所致，以单侧发病为多见，多因寒冷潮湿或扁桃腺炎、牙龈炎等引起。继发性坐骨神经痛是由坐骨神经通路的各种周围组织病变刺激、压迫或破坏该神经引起，可单侧也可双侧发病。

在临床上，原发者极少见，绝大多数为继发性坐骨神经痛，一般分放射性和反射性两大类。前者可由腰椎间盘突出症、感染、梨状肌综合征或马尾肿瘤等引起；后者则由急性腰扭伤、腰肌劳损、脊椎滑脱症、小关节紊乱症和退行性骨关节炎等导致。坐骨神经痛是由多种疾病、多种因素引发的一个共有症状，但绝不等同于腰腿痛，也不构成一个独立的疾病。

总之，腰痛是一种综合症状，凡腰部的病损，均可引起腰腿痛，并可能引发坐骨神经痛；而坐骨神经本身发生病变，就不一定发生腰痛症状。这就是两者的辨证关系。

### 什么叫急性腰扭伤？腰肌劳损咋回事？

急性腰扭伤又称急性腰肌筋膜扭伤，俗称"闪腰"、"岔气"，是腰痛病中最常见的一种。多由间接外力所致，往往在劳动、运动或日常生活中，因腰部软组织（肌肉、筋膜、韧带）承受超负荷外力，或做不协调运动，导致腰部软组织损伤，90%以上发生在骶棘肌和腰骶关节处。大致原因为：弯腰姿势不当；身体失去平衡；剧烈运动或干重活前缺乏热身或准备；脊柱的先天性结构缺陷等。

腰肌劳损又称"腰背肌筋膜炎"、"功能性腰痛"。中医学叫作"肾虚腰痛"。在日常生活、工作和学习中，长期劳累、不良姿势导致腰部软组织如腰背肌、筋膜等疲劳性损伤，或急性腰扭伤未进行适当治疗或治疗不彻底，使腰肌出现疲劳、疼痛等症状，称作"腰肌劳损"，或称"功能性腰痛"。主要因素为：积累性损伤；迁延性急性腰扭伤；肌筋膜无菌性炎症；脊柱先天畸形、结构缺陷，腰椎不稳；以及风湿寒的侵袭等。腰肌劳损是一个笼统的概念，常被用作没有器质性改变的慢性腰背痛的总称。其主要病变在腰背肌纤维、筋膜等软组织，病程漫长，反复发作。

## 中青年人群为何腰痛患者多？

中青年人群多处于事业的鼎盛时期，工作压力大，或劳动强度大，或运动训练多，极易扭伤腰部，导致腰肌劳损或腰椎间盘突出，故腰痛者较多。一旦工作或劳动时腰部姿势不当，或受外伤，都会出现腰痛症状。另外，若腰椎患有其他疾病，也会引起腰痛。引起中青少年腰痛的原因大致有：

一是腰肌劳损。外伤或过度疲劳均可导致腰肌劳损，引发腰疼症状。腰痛多在下腰部，为慢性、间歇性或持续性酸痛。劳累时腰痛症状加重，休息后好转。

二是腰椎间盘突出症。这也与外伤和劳损密切相关，多见于青壮年重体力劳动者和久坐少动的办公室一族。腰痛多在下腰部，伴有放射性坐骨神经痛、下肢痛等；运动受限；咳嗽、打喷嚏时疼痛加剧，卧床休息后腰痛缓解。

三是强直性脊柱炎。这是一种机体免疫性疾病，好发于青少年，与气候、季节变化关系密切，常受寒冷潮湿者发病率高。腰痛范围广，晚期腰椎可逐渐变弯、变硬，如竹节样，不能直腰。

四是骨质软化症。由内分泌紊乱、机体缺钙引起腰痛，多见于中年妇女。腰痛范围较广，常有肌肉酸疼、四肢乏力、下肢弯曲变形等。

通过上述疾病可知，中青年朋友更应注意在繁忙的工作和紧张的生活中尽量避免腰痛的诱因。一旦出现腰痛症状，应尽早到医院检查和治疗，切勿听之任之，延误病情

## 为什么纵欲过度易致腰椎间盘突出？

也许你不太在意，或者你根本不清楚：如果性生活过于频繁，或动作过大，或姿势不当，不但会引起一般性腰痛，而且可引发腰椎间盘突出症；而对患腰椎间盘突出症已康复者，则更易引起复发。我们知道，适当的性生活可使精神和肉体产生轻松愉悦的感觉，只要时间不太长，姿势正确，频率不高，对腰椎不会产生不良影响。但是，如果你的性生活过于频繁，动作过大，姿势不当，就极易诱发腰椎间盘突出症，应予注意。

房事性腰痛可表现在腰部一侧，也可于两侧；或仅在腰椎中心，也可能与背、腿、膝、腹、胁部疼痛交叉或合并出现，可称"腰骶痛"或"腰腿痛"等。

中医理论一向认为，纵欲伤肾，性生活过频可致肾虚。腰为肾之府，肾虚表现为腰膝酸软、腰痛和腰部功能受限。有人认为，精液主要成分是少量蛋白质，性生活多一点对身体影响不大。其实不然。从性生活的生理反应过程分析，其实全身大多数器官也参与性活动过程，具体机理虽尚未完全明了，但已知腰部交感神经与副交感神经的兴奋与抑制、血液的聚集与消散、肌肉的收缩与舒张，对腰部组织影响很大，如果这种影响频繁发生，就可造成腰肌血液循环减慢、腰椎间盘含水量减少，出现腰部酸软畏冷，腰肌劳损，进而椎间盘纤维环变薄，为腰椎间盘突出创造条件。因此，有慢性腰痛或腰椎间盘突出症病史的患者，应根据自己的身体状况，掌握合理的性生活频率，选择合适的性交姿

势，以免腰部过劳诱发腰椎间盘突出症。男女双方应互相体谅，在一方腰部不适或疲乏时，可暂用抚慰身体的方式代替性生活。

由于腰椎间盘突出症的演变为一缓慢过程，治疗和康复需一定时间，病程较长、病情严重者则需更长恢复时间。因此，患者必须克服急躁情绪，在腰椎间盘突出症治疗或康复期间，应避免或节制性生活，否则，不仅难以巩固疗效，而且使腰椎间盘突出症长期处于不稳定状态，对自己健康不利。

## 何谓"家务综合征"? 怎样预防?

所谓"家务综合征"，是近几年人民生活改善后出现的新"职业病"。有的家庭主妇能吃苦，除工作外，能基本承担大部分家务。但不少白领因工作太繁忙、生活太紧张，无暇顾及大量家务事，就只好雇用保姆，以至于一段时间内兴起了"保姆热"，使保姆非常抢手；有的家庭则把带孩子、做家务完全交给了长辈。无论是家庭主妇、保姆，还是长辈，做好家务、完成内勤是雷打不动的硬任务。这样，现代家庭就出现了因繁重家务导致的"家务综合征"，包括颈背腰骶腿痛和肩肘腕关节痛两大征候群。前者缘于颈椎病、腰肌劳损和腰椎间盘突出症等；后者则包括肩周炎、网球肘和腕管综合征等。

家政内容广泛、头绪繁杂，除了看护孩子一大堆事务外，还有厨务、清洁、洗涤、晾晒、缝补和内务整理等一大摞。洗菜、切菜、炒菜、洗碗、拖地，还有照顾孩子，几乎是家政每日的"必修课"，而这些事务无一不是需要低头、弯腰、使用双上肢来操作的。长时间重复这些动作，很容易诱发颈背腰骶部肌肉疼痛，表现为单侧或两侧的颈背部或腰骶部肌肉的僵硬伴疼痛。家政服务者，包括主妇，在照顾孩子时肩部受冷，或用手搓洗衣物、绞毛巾、切菜、抱孩子、扫地，以及其他要用前臂和手腕操作的家务活过多时，易导致肩周炎、网球肘和腕管综合征，引起肩、肘、腕活动受限、疼痛等症状。家务越劳累，还得不到适当休息，上述症状就越严重。

那么，如何预防"家务综合征"呢？具体措施有：

一是劳逸结合。如果家务由一个人承担，则必须注意劳逸结合，按轻重缓急有条不紊地分阶段处理，之间应有休息期，不能一气呵成，那样太累。如果可能，其他家庭成员应伸出援手，适当分担一部分家务，减轻主妇的负担。完全由一个人承担家务不可取。

二是合理改善家政设施。如根据主妇或保姆身高调整水池及燃气灶高度，以身体能站直操作为宜；调整拖把长度，避免过度弯腰所致的劳损性腰伤；洗大件衣物时避免用手大力拧水，不妨稍拧后让水慢慢滴干；肘关节伸屈和前臂外旋活动不可过猛发力；不要长时间用一个姿式织毛衣或干活，以免腕部劳损；选择轻巧型炒菜锅、汤锅，不要太重，否则腕力、臂力难以承受；开罐器、开瓶器选择有较大把手的，最好使用电动开罐器，等等。

三是制订家政实施计划。主人应从宏观上作一些规划和分工，全方位地按人、财、物三方面作安排，务必在家政服务的每个细节上下功夫，才能预防"家务综合征"发生。应当强调，在家务上，小辈千万不要把重担一股脑儿地抛给长辈。

## 他为何出现间歇性跛行？

王先生65岁，退休后坚持早锻炼。这天早上，他像往常一样散步，走了约500米，突然出现腰酸，双侧下肢麻木乏力，走路变得一瘸一拐，只好蹲在路边休息。片刻之后，王先生站起来再走，感到轻松些，走了几百米，又走不动了，只好再蹲下小息。就这样停停走走，好不容易回到家中。如此状况说明了什么呢？

原来，他患上了"腰椎管狭窄症"。这种节奏走走停停、步态摇摇摆摆的表现，医学上叫"间歇性跛行"，是腰椎管狭窄症患者最典型的症状。

间歇性跛行是怎么回事？受腰椎管狭窄症的影响，患者一侧或双侧腰部酸胀，下肢疼痛、麻木、乏力，不得不走路时，步伐摇摆，出现跛行（鸭步），难以正常行进，在慢走约200～300米后，不得不蹲下或坐下休息数分钟，待疼痛缓解或消失后，再继续步行。如此走走蹲蹲的过程中，跛行步态间歇发生，故称之为"间歇性跛行"。此种跛行随行走路程延长，会逐渐加重，因而行走时间越来越短，下蹲时间越来越长，跛行频率越来越高。但骑自行车却自然轻松，几乎不受影响，非但无明显不适，而且即使骑行数公里也不觉腰酸腿疼。你说奇怪不奇怪？

间歇性跛行的根源，正是腰椎管径受病理或生理因素的影响发生了狭窄、紧缩，致脊髓受压的缘故。一旦腰椎管容积缩小到一定程度，人体直立时脊髓及神经根所受的挤压力会增大；行走时腰臀部肌肉的舒缩活动，又促进椎管内相应神经根部的血管生理性充血；同时神经根受牵拉后，相应部位微循环又受阻。这些病理变化引发脊髓压迫症或缺血性神经根炎，从而产生腰腿胀痛，出现下肢麻木、乏力和跛行等现象。而患者蹲下、坐下或平卧后，由于减轻或消除了椎管内压及肌肉活动时的刺激，脊髓及神经根的缺血状态得以改善，症状也随之减轻或消失。再行走则重复上述病理及症状变化。如此反复交替，形成典型的间歇性跛行。

## 为什么长期酗酒会导致股骨头坏死？

在日常生活与工作中，亲友节日欢聚，生意场上应酬，主宾间难免碰杯喝酒，为人之常情。但你若长期沉迷于酒海中，大量喝酒、酗酒，那就要当心了，酒精不仅会大大伤害你的肝脏，还可能把你的股骨头也泡坏，这你大概始料未及吧？

机体大多数器官，若主要血管受阻，会由侧支循环来供血弥补，而股骨头则没有这么幸运——供应股骨头血运及营养的血管比较局限，仅靠其头部的一根股骨头动脉。由于长期喝酒易引起脂肪肝，血脂定然增高，极易产生脂肪栓，一旦脂栓滞留于骨小梁毛细血管内，阻塞股骨头血管，就会发生股骨头营养障碍，骨小梁逐渐坏死，最终导致整个"股骨头缺血性坏死"。据统计，股骨头坏死者约三成归因于酒精性坏死。患者均有长期喝酒或酗酒史，若每天喝半斤白酒或 3 瓶以上啤酒，经 10 年以上时间的酒精折磨，股骨头就可能出现坏死。近年来，随着人们生活水平的提高和应酬活动的增加，不少中青年人也频于应酬，长期酗酒，导致股骨头坏死，比常人提前 4~5 年，这种年轻化的趋势令人忧虑。

临床上，在股骨头坏死早期，病人基本没有症状，尤其是酒精性股骨头坏死者，仅偶尔出现髋部酸痛，数天就减轻或消失，故病人多不在意；且普通 X 片在疾病早期也难以发现骨变化，常被误诊为"腰腿痛"或"风湿病"等。当症状加重、病人无法忍受，去医院就诊时，已到股骨头坏死中晚期，髋部功能越来越差，乃至完全丧失，到此时，病人股骨头已错过了最佳治疗时机。

因此，经常或长期喝酒或酗酒者，一旦髋关节突然有不适，就应到医院作核磁共振等检查。当然，最好还是下决心彻底改掉酗酒习惯，因酗酒的危害是综合性、全身性的，不但对股骨头，而且对肝、心等重要器官的伤害更严重。

## 孩子脊柱侧弯要紧吗？其成因都有哪些？

一位 6 岁开始读小学的男孩，上学时喜欢右肩背书包，习惯成自然。很快 5 年过去了，读到了初中一年级，今年 11 岁。尽管

　　父母给他买了双肩书包，也告诉他怎样背法，但孩子背了几次觉得不舒服，又改用单肩挎书包至今。因近期觉得腰背部酸痛，在家长陪同下，到医院看门诊。医生在体检后提醒家长：你的孩子脊柱已左侧弯，虽不严重，但不能再发展下去；要注意不用单肩，应用双肩背书包，纠正不良姿势。这是一例因单肩背书包时间过久造成的脊柱侧弯。目前学生中类似情况不在少数，应当引起家长和社会的高度重视，这是保护青少年健康的一项重要工作。

　　脊柱侧弯是引起孩子机体严重变形的一种畸形，当然要紧。但它不是单独的疾病，而是许多疾病共有的特征。婴儿出生时，其脊柱几乎是笔直的，随着孩子的发育和活动，如抬头、起坐、行走，脊柱逐渐出现颈、胸、腰、骶部交替性生理性前后凹凸，但不会向侧方弯曲。如果出现脊柱的左右侧弯（或侧凸），那就是病理性的，应当引起重视。

　　孩子脊柱侧弯的危害是很大的。不仅影响体态和姿势，而且对健康、生活、劳动、学习和社会交往带来直接影响。严重脊柱侧弯还给孩子增加沉重的心理压力和精神负担，并可造成胸廓畸形，使胸腔容量减少，胸廓的活动度也相应减小；脊柱侧弯的凸侧肺组织严重受压，肺发育不完全，肺活量小，甚至肺不张，进而影响心功能。更严重者，脊柱侧弯畸形可引起脊髓与神经根的受压。神经根受压会引起相应神经根支配区域的麻痹或放射性疼痛；脊髓受压严重者可引起瘫痪。

　　因此，一旦发现孩子出现脊柱侧弯，立即去医院检查治疗，千万不可麻痹。

　　当前家长对孩子的成绩十分重视，对健康也关心，但科学地指导、督查却不够。双肩背书包早已推广、流行，但对孩子是否天天用双肩背却不甚了解。随着孩子年龄的增长、身体的发育，像脊柱侧弯之类的畸形如不及时察觉，到发育完全后再纠正，往往为时已晚，会贻误孩子的终生，应当及早防治。

造成脊柱侧弯的原因很多，约数十种疾病均可导致。总体上，其原因可分为非结构性脊柱侧弯和结构性脊柱侧弯两大类：前者为姿势性脊柱侧弯、神经刺激性脊柱侧弯、炎症性脊柱侧弯、下肢不等长和髋关节挛缩等；后者包括先天性脊柱侧弯（半椎体等）、特发性脊柱侧弯（约占全部侧弯的八成以上）、神经肌肉性脊柱侧弯、神经纤维瘤病、骨软骨营养不良和代谢性疾病等。大多侧弯随年龄的增长不断加重。部分病例还可能因肿瘤引起。

## 膝关节缘何出现摩擦音？

一些老人在早晨起床后，感觉关节，尤其是膝关节僵硬发紧，活动不灵便，称为"晨僵"，经稍稍活动才会缓解，但在伸屈膝关节时，可听到"咯吱"、"咯吱"的摩擦音，或似细砂皮擦木板的声音。那么，这摩擦音从何而来呢？

原来，人体的每一个关节至少有两个相对应的关节面，每个关节面上都覆盖着一层光滑且富有弹性的关节软骨，对关节起到支持、保护和缓冲压力的作用。一般此类软骨系透明软骨。由于膝关节是人体最大、最复杂的关节，其软骨在高负荷下很容易受损并发生退变，引起软骨细胞的代谢紊乱，蛋白多糖减少，弹性减弱，软骨开始软化、粗糙、裂纹、糜烂、坏死直至消失，导致骨刺产生，形成骨关节炎。此时即使关节软骨部分存在，也是残缺不全，高低不平，膝关节伸屈时自然就会产生各种不应有的关节面摩擦音，严重者摩擦音更大、更响，还往往伴有膝关节功能严重障碍，是典型的骨关节炎表现，患者应引起警觉，及时就诊，尽早做治疗。

## 趴桌午睡为什么会引起颈腰椎病？

不少人有午睡习惯。午睡既缓解大脑疲劳，又补充体力，对保持健康意义重大，尤其中老年人。然而对许多白领来说，午睡是个奢侈品，多数公司不提供午休时间和条件，只能趴在桌子上将就着打个盹。可一觉醒来，双眼朦胧，头脑模糊，颈痛腰酸，好不自在。为什么呢？

原来，颌面向下或侧向枕臂趴桌午睡，使脊椎呈反屈或扭转的不良姿势。颈椎会前屈或侧旋，与颈椎本应前凸的正常生理弧度相反；若侧面向桌，则颈椎被迫旋转 45°～90°，颈椎与颈部肌肉必然因此受累。趴桌午睡醒后，最明显的感受是脖子僵硬，有"落枕"样不适，颈肌痉挛，头偏向患侧，肩部上耸；一侧或双侧手臂出现放射性痛或麻木无力。长此以往，症状会变重，直至发展为颈椎病，特别是神经根型颈椎病。

同样道理，上身前伏扑桌，腰背部后凸隆起，与腰椎前凸的正常生理弧度也相反，造成腰背韧带、肌肉的过度牵拉。扭曲体位下，即使中午小憩 15～30 分钟，也会产生颈痛腰酸等不适感。久而久之，颈腰椎及其韧带、肌肉会发生劳损，影响脊椎生理平衡，进而造成椎间盘退变乃至突出，出现一系列颈腰椎疾病。趴桌午睡不仅不得益，反而影响正常工作和生活。

趴桌午睡更严重的情况是造成上肢肌肉紧张直接卡压神经，导致手瘫。有报道，俄罗斯酗酒男子醉酒后多倒地就睡，一觉难醒，较久维持某种睡姿，特别是侧睡。受体重压迫的上肢肌肉等组织卡压臂丛神经或重要血管，以致醒来大吃一惊，发现一侧上肢已经瘫痪了。趴桌午睡的危害由此可见一斑，令人警醒。

为避免发生颈腰椎病，实在需要午睡者，睡时最好在桌上垫一软枕；或调低椅子高度，减少上身下伏幅度；且不宜久睡。另外，可训练坐着睡，坐睡比趴睡好，最好选择一张高背椅，带上U型护颈枕，让颈椎有所依靠，那就更好了。

如果趴桌午睡后出现不适症状，应尽快到医院就诊，明确诊断，及时治疗。

## 一些人的脚趾为何容易发生疲劳骨折？其发病特点是什么？

赵先生是位旅游爱好者，一有机会或假期就外出旅游，爬山涉水，兴致勃勃。可最近犯愁了，他的右足掌前部莫名其妙地痛起来，走路很不方便。后到医院一查才发现：原来，他右足的第二跖骨颈骨折了。没有受过伤，怎么会骨折呢？赵先生纳闷了。好在医生给他解了疑，释了惑。

是这么回事：赵先生的骨折叫疲劳性骨折，也称行军骨折。一些人可因长途行军、旅游、负重行走或长期跑步训练、比赛、运动而发生，尤其是在短期内进行长时间、高强度、超负荷、长距离的急行军或徒步行走，极易产生前足掌的疲劳骨折。这种情况除常见于上述人群外，还可出现于不服老，经常坚持大运动量行走锻炼的中老年人。足的纵弓受长时间反复的、超常负荷的下垂应力作用，加上跖骨颈本身在解剖上先天处于较薄弱地位，一旦身体及随身附带物的重力，以及向地面的应力，超过足部跖骨的承受能力，就极易使第二、三跖骨的骨组织结构渐渐发生退变，最终导致本人一时还未觉察到的跖骨骨折。若是频繁参与激烈比赛者，以及已患骨质疏松症者，在上述情况下更易发生疲劳骨折。

患者发生疲劳骨折时，常主诉前足疼痛，1~2周后疼痛加重，行走受限。早期X线片常常不能发现骨折线，约2~3周后，因骨折端骨质吸收，才可见到明显骨折线。有时发现太迟，X线片上已有新骨痂形成。

疲劳骨折大多在事后相当长时间才被查出，因为本人往往以为是长途跋涉后难免的一般性足部不适，过几天会恢复的。待到足部隐隐疼痛不断加重时，才引起重视。所以我们平时若遇到这种情况，即使事先无明显外伤史，还是多一份小心，及时到医院查一查没有错。

凡长期运动、训练或长途、行军、旅游者，以及重体力劳动者，平时若注意劳逸结合、动静结合，可防止此类骨折发生。

## 为什么胖子骨关节病发生率高？

一个常见的现象是，肥胖者容易出现腰膝酸软、行走不便、腰腿痛、关节痛和骨关节僵硬等症状。为什么呢？导致这些症状的原因是多方面的。

一是肥胖者体重增加，必然给全身骨关节、肌肉等运动系统带来沉重负担，尤其是作为机体主要支撑的脊柱和双下肢长期处在超负荷状态下，负重关节软骨每单位体积承受的压力比正常情况下要增加许多，骨与骨、骨与关节、关节与关节间在重力作用下，磨损度加重，骨与关节内部结构发生增生、破裂等变化，从而出现以上症状。那些很早就发生肥胖者，往往年轻时就伴有骨关节病症状了。

二是肥胖者腹部重量明显增加，使身体重心前移，引起骨盆前倾，腰椎发生代偿性前凸，椎间盘受力不均，乃至引发腰椎间盘突出症，使脊神经根受到刺激，从而引起腰腿痛。

三是肥胖者易发糖尿病性骨关节病、糖尿病性神经病变和痛风性关节炎等，从而出现关节痛等症状。痛风则与患者大量摄入高蛋白、高嘌呤成分食物有关。

四是肥胖者骨关节病的发生还与机体脂代谢紊乱、动脉硬化造成的缺血性骨营养障碍有一定关系。增生性骨关节炎的病理性改变，即使在患者体重减轻后也难以恢复正常，因这些症状的出现与长期超额负重有密切关系。

据统计，肥胖伴增生性骨关节病的发生率约12%～43%；肥胖伴糖尿病性骨关节病的发生率约1%～2%；而肥胖伴痛风性骨关节病的发生率小于1%。由此可见，肥胖对运动系统的危害如此之大。

因此，减肥治疗对预防和控制骨关节病意义重大。

## 跟腱炎是怎么回事？其危害如何？

跟腱炎的形成，犹如冰冻三尺，决非一日之寒，是日积月累的慢性跟腱损伤未及时治疗或恢复，所引发的无菌性炎症。那么，跟腱炎倒底是怎么回事，其危害如何？

跟腱炎是位于踝关节跟骨后方，连接跟骨结节与小腿三头肌腱间、号称全身最粗的肌腱——"跟腱"发了炎，当然大多是慢性无菌性跟腱炎，在剧烈运动或过量运动时会急性发作，严重影响足踝功能，导致行走或活动障碍。但化脓性者少见。

因跟腱解剖部位、生物力学和生理功能的特殊性，在足踝剧烈运动，尤其是田径、足球和篮球等运动员突然发力奔跑时，其跟腱所承受的瞬间张力、收缩力巨大，而跟腱本身的血液循环较差，其内、外、后侧的软组织又很少，这种与生俱来的不足使跟腱在强力拉伸下极易受伤，有时甚至会导致断裂。

跟腱炎的危害不小。一旦发生，患者难以正常走路，足跟一着地发力就痛；如果需要做踝关节跖屈活动，没有跟腱的收缩是不可能完成的，这时若强行收缩，由于跟腱炎症的影响，会引起足后跟强烈的疼痛，让人难以忍受，有时不得不放弃此动作。这会给患者的生活、学习和工作带来诸多不便，更不用说运动员了。经常、反复的跟腱损伤若不及时修复，继续带伤工作或参赛，则转化为迁延难愈的慢性跟腱炎，会长期困扰着你的日常生活，令人烦恼不已。

因此，我们在参与各种活动，特别是旅游、军训和锻炼时，要有意识地保护跟腱，总的原则是不让跟腱承受超负荷、高应力的外力，适当、适度地行走，以足跟不发生疼痛为底线。若是足跟部有了不适，及早诊治，多数跟腱炎是能够治愈或控制的。

## 哪些内脏疾病会引起腰痛？

我们知道，有些颈肩腰腿痛的痛源并非在运动系统本身，对于其病因的判断，我们不能就事论事，"就腰论腰"，应拓展视野，在更广阔的范围内寻找腰痛根源。腰痛的成因很复杂，部分腰痛并非源自腰椎或腰部本身，而是由胸、腹、盆腔内有关脏器疾病的疼痛辐射、传导而来，也就是说，病根在内脏，特别是靠近腰部的泌尿生殖系统和消化系统等器官的疾患，而颈肩腰腿痛仅是其外在表现之一而已。因此，除应了解腰部外伤史和疾病史外，还应考虑邻近腰部或深藏体内的内脏疾患对腰造成的影响。

引起牵涉性颈肩腰腿痛的常见内脏疾病为：

一是心血管系统的疾病：如心脏病发作时的心绞痛、心肌梗死，因心肌缺血疼痛，常会放射至左肩乃至颈部。

二是泌尿系统疾病：如肾结石、肾盂肾炎、肾周围脓肿、输尿管结石、肾结核、肾癌、游走肾、肾下垂、肾积水、肾上腺和睾丸病，以及前列腺炎、精索静脉曲张等，可引起腰背痛或腰骶痛。

三是消化系统疾病：如胃、十二指肠球部溃疡，胆囊炎胆石症，溃疡性结肠炎，急性胰腺炎，克罗恩病，肝癌，胰腺癌，胃癌与结直肠癌等，多引起腰背痛。胆囊炎、胆石症胆绞痛急性发作时，其疼痛还可牵涉至右背与右肩。

四是其他一些疾病：某些内科急性传染病（如流行性感冒等），可引发颈背痛；腹膜后肿瘤，膈下脓肿，会产生腰背痛；颈椎病的骨刺增生压迫颈神经，可引起一侧或双侧肩痛；肺癌转移压迫臂丛神经，可出现一侧肩痛。等等。

由于内脏牵涉性颈肩腰腿痛所反映的内脏疾病比较广泛，我们诊疗时对这些内脏病还有个鉴别的过程，而鉴别的难度有时还比较大，故患者应有足够的耐心配合医生做详细周全的体检。只要病根找到了，治疗就会有的放矢，牵涉性颈肩腰腿痛也很快会迎刃而解。

## 内脏疾病是如何引发腰痛的呢？

一是因为内脏病变可直接累及腰部及其邻近组织。当内脏疾病的病变侵蚀后腹膜及脊柱周围组织时，即可引起腰部疼痛。如腹膜后肿瘤、消化性溃疡和胰腺癌，若与腹后壁粘连，或向腹后壁浸润时，会产生腰痛，而且往往同时伴有腰背肌痉挛。

二是内脏病通过感觉神经向体表传导，反射性地引起腰痛，也称"牵涉痛"。由于肾脏、输尿管、肾上腺和睾丸等器官的感觉神经纤维，可经内脏下神经传至第11、12胸神经和第1腰神经后根，也就是说，分布在这些脏器的感觉神经纤维经由同一脊神经根进入同一段脊髓。当内脏感觉神经受刺激兴奋后进入脊髓，也会使邻近的主管腰部皮肤感觉的脊髓神经细胞兴奋，这种感觉由脊髓再往上传至大脑，就会使大脑产生腰部某一处皮肤疼痛的感觉。真是有点"同根异支，痛感共享"的意境了。

实际上，腰背部的痛觉是"错觉"。但专家指出，"错觉"并非一无是处，至少可以警告患者，自己某个部分有了病变，不能麻痹大意。若从此开始认真就医，或许能找到"痛源"、"病根"。

## 内脏疾病所致的腰痛有何特点?

内脏疾病引起的牵涉性腰痛与腰部自身疾患造成的腰痛并不相似，而是自有其表现。其所致的腰痛大体有以下特点。

一是腰痛呈模糊和不确定性。自感腰部有疼痛，但隐隐约约、模模糊糊，感觉得到，触摸不到，在腰部仔细按压，找不到确切的痛点。

二是发病时腰部活动自如，无任何障碍。但腹膜后肿瘤、消化性溃疡和胰腺癌等向腹后壁浸润时，可有腰背肌痉挛。

三是大多为牵涉性疼痛。因病变累及腰部或其邻近组织，其刺激反应扩散到相应节段的脊髓和神经根所支配的腰部皮肤、筋膜等组织，经感觉神经纤维传导，反射性地引起腰痛和压痛等临床表现。

四是大多为继发性腰痛。而非腰部本身疾患所致的原发性腰痛。腹腔、盆腔脏器疾患所引起的腰痛，主要表现在躯干双侧与前侧，一般远没有腹痛严重。但特殊情况例外，即腰痛若为腹痛的"前奏曲"，那随后而来的腹痛将更猛烈、更剧烈、更严重，有时往往会掩盖了作为前驱症状的腰痛。

五是必然有某种内脏疾病本身的临床表现。除了腰痛作为点缀或前驱症状外，肯定会有更多的内脏疾病本身的独特表现。如胃、十二指肠球部溃疡的腰痛发作，多与饮食有关；膈下脓肿患者有高热；肾脏病可有尿黄、血尿、尿急、尿频、尿痛；肾或输尿管结石所致的腰痛性质也不同，多为绞痛、阵发性和进行性加重等；腹膜后肿瘤、肝癌、胰腺癌则有食欲减退，体重逐渐减轻或消瘦、贫血和营养不良等表现；前列腺炎有早晨排白色奶样尿和尿痛；妇科病伴有下腹坠胀感及盆腔压痛，还可有白带增多、月经紊乱；结直肠癌可有腹泻、便秘、便血或大便变形等症状。

六是影像学检查结果不同。内脏性腰痛的根源多可找到，即该脏器一般可显示疾病的阳性结果。如输尿管结石，X 线平片或造影多可见结石影，而腰椎或腰部无明显变化。

内脏疾病牵涉性腰痛的病情比较复杂，经治医生应保持清醒的头脑，应善于鉴别来自不同脏器的疾病，不要被腰痛的表面现象所迷惑。当然，作为患者，也应积极配合医生检查，并提供尽可能完整的病史。

内脏性腰痛的治疗重在治本。只要治愈疾病，把"痛源"清除，那腰痛也就迎刃而解了。

## 妇科病可导致腰骶部不适吗？

除了一些内脏疾患可产生特异性腰痛外，还有一类特异性腰痛，那就是来自于妇科病。女性，因其特殊的身体解剖、生理和内分泌功能，会产生女性特有的疾病，相应也就带来女性特异性腰骶部不适，包括腰骶酸痛。

引起女性特异性腰骶不适的疾病或原因很多。大致有四类。

（1）炎症、肿瘤性疾病。如子宫体炎、子宫旁组织炎、宫颈炎、附件炎、盆腔炎、子宫后倾、子宫脱垂、卵巢囊肿、子宫肌瘤、宫颈癌和盆腔肿瘤等，均可导致腰骶部疼痛。

（2）内分泌紊乱。如月经不调、痛经和更年期综合征。

（3）妊娠、生育。如妇女妊娠期，由于韧带松弛，加之胎儿增大，腰部的负荷加重，历时数月，会引起腰痛；生育过多、人工流产频繁等，会亏伤肾气，导致腰痛；有的妇女放置节育环后，因环的刺激，也会出现腰骶痛。

（4）性生活。性交过频会引起腰痛。另外，采取"体外排精"的方法避孕，会使女性生殖器在性交后较长时间处于充血状态，长期采用会使盆腔器官瘀血，导致性生活后腰腹痛。性交时间过长，也会使生殖器极度充血，超过器官的负荷量，在性生活结束后，会出现腰骶部的酸痛感。此外，性交姿势不当或腰部活动量过大，也会引起性交后的腰酸背痛。

## 女性特异性腰骶部不适有何特点？

女性特异性腰骶部不适与其他原因引起的有区别，主要有以下特点。

（1）妇科疾病引起的腰痛比较局限，一般位于腰骶部，且偏下，很少会有下肢症状。

（2）妇科腰痛性质一般为钝痛、胀痛或隐痛，呈弥散性；无明显的放射性痛或刺痛；与腰部的活动关系不大。

（3）腰痛症状与原发妇科疾病（盆腔炎、附件炎等）及月经期有密切关系。如子宫后倾的妇女，可在月经来潮时出现下腰痛症状。

（4）一般伴有明显的妇科症状，且以妇科症状为主，如白带增多，痛经，月经不规则，下腹坠痛、胀痛等。而下腰痛症状则为次。

（5）腰骶部检查无阳性体征。压痛不明显，即使有压痛，压痛点也不集中，叩腰有舒松感。直腿高举试验阴性。

（6）X线检查无腰骶部的阳性征象。而盆腔部、子宫及附件做B超或X线检查，可能会有影像学方面的发现。

专家认为，妇科的这些疾病之所以产生女性特异性腰骶部不适，主要是因为子宫及其附件的神经，来自腹下与卵巢交感神经、副交感神经组合的盆腔神经丛，而神经丛又发自第2～4骶神经。当上述器官发生病变，累及这些神经时，就会反射性地引起腰骶部疼痛等症状。

应当说，妇科性腰痛与腰源性腰痛、内脏性腰痛的鉴别还是不难的，只要认真细致地检查和询问，掌握它们各自的特点进行分析、比较，就可以确诊。

治疗女性特异性腰骶部不适的最好办法也是"对因治疗"，彻底根治这些妇科病。而现代医学对此并不存在太大困难。当然，也需要患者纠正一些不良的生活方式。在疾病尚未治愈前或难以根治时，可适当服用一些止痛的中西药物，以减轻症状。理疗、体疗等也不妨可以试试。

## 部分人冬天为何手脚冰凉？怎样改善？

不少中老年朋友一到冬天就特别怕冷，即使衣服穿得再多，包得严严实实，身体也感觉不到暖和，手脚冰凉。晚上睡觉，被子盖得再厚，被窝还是通宵冰冷。整个冬季显得缩手缩脚，感冒不断，腰腿痛常复发或加重。

俗话说"寒从足下起"，颇有道理。因足离心脏最远，足部脂肪薄，保温能力差，而足掌与上呼吸道黏膜有密切关系，肾虚者足一旦着凉，易引起上呼吸道黏膜内毛细血管收缩，导致感冒，连带出现腰腿痛等症状。

中医指出，部分人怕冷、手足冰冷的主因是肾虚，偏重于肾阳虚。人体肾阴、肾阳在一定条件下相互依存、相互制约、相互转化，不是一成不变的。并非所有人到了冬天就都肾阳虚，但确有部分人冬天过度怕冷，说明其体内阳气不足，即肾阳不足。肾阳不足首先因为脾虚，一旦脾虚，食物消化功能必然降低，也就无足够的营养来滋养五脏六腑，进而使肢体末端血流不畅、血运不足、失其温运，导致手脚冰冷。

由此可知，要改善怕冷和手脚冰冷状况，必先调节好脾胃功能，改善肾阳虚。肾阳不足，人就无朝气、无动力、无活力、无热力。目前"补肾益寿胶囊"是治疗肾阴、肾阳两虚的纯中药，是有效药力高倍浓缩的中成药，滋肾阴，补肾阳，肾阴、肾阳双补，五脏同调，达到阴阳平衡。服用该胶囊不会陷入偏补、错补误区，是安全补肾、调理肾阴肾阳平衡、确保冬季机体特别是足部暖和的理想选择。当然，在调理中应注意不把肾阳虚当肾阴虚来治疗，也不应将肾阴虚当肾阳虚来纠正，否则越调理症状越严重。

另外，晚上睡觉前用热水（不低于 45℃，最好 60～70℃）烫脚半小时，即现在时兴的足浴，既御寒，又促进足部血液循环，能消除全身疲劳和寒意。另外，御寒保暖的衣服应穿够。

## 颈领有何作用？如何制作颈领呢？

颈椎病患者使用颈领（又叫围领）的作用，主要体现在以下三方面。

一是通过颈领在颈肩部坚实的支撑作用，减轻头颅重量对颈椎产生的下压力，使压力分流至双肩和背部，颈椎间隙得以恢复正常，突出的颈椎间盘有可能回纳或部分回纳，减轻对颈神经根的压迫，从而使手臂麻痛等症状得到某种程度的缓解。

二是可延缓颈椎骨质增生的退变，也就是迟滞颈椎退变的速度，因而可推迟颈椎骨关节炎的形成，及其所带来的颈肩酸痛、活动受限等病况。骨质增生除生理性退变所造成的外，还是对抗应力的一种反应，过早、过多、过大的骨刺可造成对脊髓或神经根的压迫，引起颈肩部症状。颈领则可削弱此种应力，对推迟骨质增生有作用。

三是颈领可限制颈部活动，保证颈部充分休息，有利于颈部组织水肿、渗出的吸收，减少对神经根的刺激、压迫或磨损，症状得以缓解或改善。

制作颈领的取材和操作均比较简单。可用普通硬板纸或废用的 X 光胶片，按颈部的高度和周径，剪裁成前低后高的带状；外面包上绒布或针棉织品，再罩层纱套缝好；两端缝上布带，或安装尼龙搭扣，即可使用。自己手工制作颈托虽然方便，但可能难以达到标准和生理力学要求。目前上海有专业的骨科辅具制造商，有些医院也生产各种型号、规格的做工精细、使用舒适的机制颈领，供患者选择，价格也不贵，但最好根据医嘱选用。颈领的使用十分方便，一般白天戴上，活动或夜间休息时可除去。

颈领一般较适用于神经根型、椎动脉型和颈肩型颈椎病，而对脊髓型、交感型等颈椎病则不太适合。如果患者做了颈椎牵引治疗，症状得到改善，或症状反复发作者，或初次发病者，均可适用颈领保护，以巩固疗效，改善症状。

## 腰围的功效体现在哪些方面？

腰围，是护腰围带的简称，又叫围腰，是改进和扩展了的腰带，是腰带功能的延伸与医用化。腰围作为一种腰部保护带，从治疗角度要求，它的材料、尺寸和质量应规范，有一定标准。无论是自制还是机制腰围，一般应以患者佩戴后是否舒适，能否缓解腰部症状，可否起到保护、稳定腰部为基本原则。常见的举重运动员比赛时必佩的腰部阔皮带，就是腰围。

腰围是腰腿痛患者必需的腰部保护辅具，也是劳动保护用品。它的主要功能有：

一有制动作用。因腰围佩戴时上缘到达下肋弓，下缘覆盖髂嵴部，前方束紧，因而对腰椎活动，特别对腰部的前屈后伸活动有较大制约作用，从而使腰部脊椎与软组织得到相对充分的休息，扩大腰椎间隙，缓解腰椎压力，减轻神经根受压，消除腰肌痉挛，促进血液循环，祛除无菌性炎症，使神经根周围及椎间关节的水肿或压迫得以减轻或消失，从而改善腰腿痛症状。

二有保护作用。腰围可加强腰椎的稳定性，减少腰椎的活动量和活动范围，减轻腰背部肌肉的劳损和腰椎周围韧带的负担，避免腰部组织进一步损伤，巩固治疗效果。同时在一定程度上也缓解或改善了椎间隙压力，特别是当腰椎间盘突出症患者经卧床休息或牵引治疗后开始下地活动时，很需要一段时间的腰围保护，以巩固前期治疗的效果。

三有辅助治疗作用。近年来新兴腰围的研制，使腰围的功能除了制动与保护外，还增加了治疗功能。最近推出的新型药物腰围、磁疗腰围等，通过中药离子导入和磁场效应等作用，达到活血化瘀、舒筋活络、祛风除湿、消炎止痛和消肿解痉的功效。当然，其确切效果尚待观察。

腰围也有手工和机制两种产品。一般根据患者身高、腰部周径，用皮革或帆布衬以钢片或竹片制成，质地中等偏硬，用尼龙搭片固定，使用也很方便。

## 腰腿痛可能由哪些因素引起？

腰腿痛是一种症状，并非疾病的诊断。引起腰腿痛的原因不下数十种，但概括而言，不外两大类：先天性畸形和后天性外伤或疾病。

先天性因素包括：脊椎隐裂；移行腰骶（腰椎骶化或骶椎腰化）；腰椎滑脱；脊柱侧弯；先天性腰椎管狭窄症；第3腰椎横突综合征；脊椎骨峡部不连接；先天性半椎体畸形；先天性椎体联合、并肋畸形等。

后天性损伤有：急性腰扭伤，腰肌劳损；脊柱骨折或脱位；脊柱周围韧带损伤；腰椎后关节紊乱症；腰骶关节或骶髂关节扭伤等。

后天性疾患包括：退行性病变、炎症、肿瘤和其他特殊性因素四大类。

退行性病变表现在：腰椎骨关节炎；腰椎间盘突出症；后天性腰椎管狭窄症；腰椎骨质疏松症等。

炎症包括：风湿性腰背筋膜纤维织炎；强直性脊柱炎；腰椎结核；化脓性脊柱炎和骶髂关节致密性骨炎等。

肿瘤性因素有：脊柱良性瘤和恶性瘤。又有原发性和继发性（转移性）之分。常见原发性瘤为血管瘤、巨细胞瘤、骨髓瘤和脊索瘤等；转移瘤多见于肺癌、肾癌、甲状腺癌、乳腺癌、肺癌、胰腺癌、胃癌、宫颈癌、前列腺癌和结直肠癌等转移而来，较多位于腰椎部。

特殊性因素引起的腰痛主要有：内脏疾病牵涉性和妇科性两类，已详述于有关章节。还有一些较少见的特殊性腰腿痛为类风湿脊柱炎，慢性氟中毒，性病和一些内分泌疾病等。

## 腰腿痛患者应做哪些基本检验项目？

骨科门诊时，遇到一般腰腿痛患者，医生会建议做如下几种常规化验，对排除一些特殊骨病有参考价值。

一是血沉（ESR），是"红细胞沉降率"的简称。参考值：成人男性为 1～10mm/h，女性为 0～16mm/h。注意，这并非指每小时沉降多少，而是指到 1 小时末沉降多少。引起血沉加快的常见腰腿痛疾病有强直性脊柱炎、胸腰椎结核、类风湿性关节炎、胸腰椎骨髓炎、椎间隙感染和胸腰椎恶性肿瘤等。血沉快虽有警示作用，但不能认为一定就患了这些病，还要结合其他检查结果、临床症状和体征来综合判断。因为血沉增快还有很多其他原因，如妇女月经期、妊娠、贫血及患传染病或服用了某些药物。

二是"抗O"试验（ASO），即抗溶血性链球菌"O"试验。参考值小于400U。该试验是证明近期有无溶血性链球菌感染的一种免疫学检查，如抗溶血性链球菌"O"试验大于500U，且多次检查结果呈递进增高者，有助于活动性风湿病的确诊。

三是类风湿因子（RF），即类风湿因子凝集试验。类风湿因子是一种自身抗体，正常一般为阴性。据研究，类风湿因子不光存在于类风湿关节炎患者，约1%～4%的正常人也可出现阳性。类风湿因子的检出率，如在类风湿关节炎为79.6%；混合性结缔组织病为25.0%。应当指出，类风湿因子阳性者，不一定就患了类风湿性关节炎；而阴性者，也不能肯定其没病。因此，对疑为类风湿性关节炎的腰腿痛患者，即使类风湿因子阳性，也仍需结合病史及其他检查结果来诊断和鉴别诊断。

四是尿酸，可判断有无痛风。痛风和慢性肾病患者血液中的尿酸含量明显增高。检查方法已在本书有关章节中作了介绍。

上述4项化验是最基本的，作为患者，应大致了解它们的意义，供就诊时参考。实际上，诊断或鉴别诊断一个疾病没那么简单，仅靠上述化验结果是远远不够的，还需配套做其他一些必要的化验和检查。

## 为什么有的人会"如坐针毡"？

一位四十多岁的银行女服务员告诉医师，最近1个月来坐下后右臀部疼痛，自觉局部有一硬块，约蚕豆大小，但轮廓模糊，久坐有异物感，很不舒服，有时只好靠半个臀部落座。在实际生活中，我们的确常常看到不少类似银行员这样的人，在坐着开会、学习或工作时辗转不安，如坐针毡，动不动就挪动臀部，调换坐姿，很不安宁。为什么呢？原来他（她）们臀部确有毛病，一种叫"坐骨结节滑囊炎"的疾病在困扰着他（她）们。那位银行服务员患的正是坐骨结节滑囊炎。现在不少人对此病缺乏足够的了解，其实它的发病率并不低，尤其是长期坐着工作的"办公族"、"电脑族"和"白领"们。

"这是什么病?""该病是坐出来的吗?"很多人疑虑重重地提出一连串问题。一般认为,臀部疼痛多由坐骨神经病变引起,其实不然,还有一些疾病同样可以导致臀部疼痛,其中不乏由坐骨结节滑囊炎造成。

为解答这些问题,我们首先要了解一下坐骨结节的解剖特点。它是坐骨的一部分,也是构成骨盆下口环的一部分。骨盆由后方的骶骨、尾骨和两侧的髋骨,借骨连接构成,是一个坚强的骨环。髋骨包括耻骨、髂骨和坐骨。坐下时,双侧坐骨结节起着支撑骨盆以上肢体重力的作用,形成坐位支撑体重的坐骶弓。坐骨结节滑囊位于臀大肌与坐骨结节之间。当滑囊长期被压迫和摩擦,或受到损伤,则滑囊壁逐渐增厚或形成纤维化,导致坐骨结节滑囊炎。该病也叫"编织臀",意即过去是编织或纺织女工易患的病症。

坐骨结节滑囊炎的主要表现为臀部不适感或疼痛,形成局部肿块。肿块大小不定,一般约 4~10cm 不等,张力较大,时有弹性,界限有时难以摸清,深在,不易移动,当臀部坐下时有异物感。滑囊炎易出血,抽出液常为不同程度的血性。这位银行员因长期坐着工作,所以发生了本病,难怪她"坐立不安"了。

从某种意义上说,坐骨结节滑囊炎确实是"坐"出来的。若一天 8 小时,大部分时间坐着工作、学习或研究,坐骨结节滑囊就会被长期压迫和摩擦,滑囊壁逐渐增厚或纤维化,引起滑囊的无菌性炎症,出现局部肿胀、疼痛等症状,难于正常坐下或坐稳,就意味着患上了坐骨结节滑囊炎。但一个人坐着休息或工作,臀部也不可能一点都不动。即使静止地坐着,躯干的体重通过坐骶弓落到坐骨结节上,也会使坐骨结节滑囊受压。而在移动臀部时,由于体重向下的压力与椅面板向上的反作用力,将坐骨结节滑囊夹在两种作用力之间，产生摩擦，又使滑囊产生炎性反应或出血，进而加重坐骨结节滑囊炎。所以，该病常见于坐着工作、年青而较瘦的妇女。银行服务员、电脑操作员、电话接线员、编织工和纺织工等均在此列。尽管坐骨结节滑囊炎不是个大病，但仍需及时、妥善处理，否则会给生活、工作和学习带来许多不便，留下"后顾之忧"。

简单的保守治疗包括局部热敷、理疗，可改善血液循环，促进炎症消退和损伤修复。天和骨痛膏、麝香膏等外用可活血化瘀。内服苏榕、芬必得和三七伤药片可消肿止痛。坐骨结节滑囊穿刺可抽取积液，注入考的松等药物，能减轻滑囊内张力，迫使炎症消退，从而达到消炎止痛的目的。当所有保守治疗无效时，可考虑手术切除坐骨结节滑囊，但术后复发的例子并不少见，应注意跟踪观察。

上述这位女服务员的坐骨结节滑囊炎是经保守治疗治愈的。至今5年有余，未再复发。

## 腰下垫枕有何好处？

骨科门诊时，我们经常遇到不少腰腿痛患者，尽管已做过正规的牵引、推拿、理疗、针灸和中西药物等治疗，症状也曾一度好转，但就是好景不长，难以巩固疗效，不久又陷入腰腿痛的困扰中，迟迟难以痊愈。这是为什么呢？我们从两方面来进行分析。

一方面，如果腰部，包括骨骼和软组织，已隐匿这样那样的器质性疾病，如结核、肿瘤等，应用上述保守疗法，自然难以治愈，而且若是患上肿瘤，事实上也不允许用理疗。应赶快想办法全面查清病因"治本"，一直这样盲目地治下去是要耽误病情的。

但另一方面，若病人的确患的是运动系统慢性病，如腰肌劳损、轻度腰椎间盘突出症、退行性骨关节炎和骨质疏松症等，那规范使用上述保守疗法，应该有较好的疗效。而事实是，这类病人"吃得万般苦，就是不见效"，问题出在哪里呢？

问题的根本在于，这类病人忘记或忽视了骨科医生反复叮咛的一句话：治疗后，休息期间或晚上睡眠时要卧硬板床，还要在腰下垫软枕，至少1个月。然而这些患者虽用了硬板床，却没有或不习惯垫枕，或者垫了一段时间又放弃了。这在很大程度上抵消了保守治疗的疗效，更谈不上巩固疗效，大脑是休息了，但腰部组织仍然处于紧张状态，根本就没有得到真正的放松，因而腰腿痛症状难以得到改善或缓解。

那么，腰下垫枕究竟有哪些好处？

（1）可以更好地维持腰椎生理前凸姿势，缓解原有腰部疾病（如腰肌劳损与腰椎间盘突出症等）或一天劳累所致的腰肌过度紧张，保证腰肌（特别是骶棘肌）得到充分松弛，在夜间得到真正休息，或巩固已取得的疗效。

（2）腰肌完全放松后，其血运和新陈代谢也得到改善，有利劳损变性的腰肌或受压迫的神经逐步得到组织修复，增强肌力与肌张力，恢复神经功能，有利于次日的正常工作和活动。

（3）对于腰椎和下胸椎压缩性骨折，腰下垫枕还有促进骨折逐渐复位，减轻创伤性腰痛的作用，但至少应坚持1个月，半途而废是没用的。

（4）腰椎间盘突出症患者经腰下垫枕，可增宽椎间隙，降低椎间盘压力，有助于还纳椎间盘，减轻或消除对马尾和神经根的压迫，进而缓解腰腿痛。

（5）逐步恢复和增强背肌，特别是骶棘肌的背伸力，提高棘上、棘间韧带的韧性，使活动时伸腰有力，站立持久，脊柱稳定。

（6）腰下垫枕，还因此解除了夜间腰痛的干扰，使睡眠充分，大脑得到休息，有利保持旺盛的精力和饱满的斗志投入次日学习和工作。

即使是健康人，我们也建议不妨睡硬板床，再试用腰下垫枕法睡眠，对恢复腰椎、腰肌和神经等功能只有好处，没有坏处。但若睡的是软床，如钢丝床、弹簧床等，则腰下垫枕就没有什么意义，必须是硬床。

腰下垫枕的方法是：仰卧位，将一高约 10cm 的软枕置于腰骶部或腰下疼痛部位，调整至自己舒适、满意为止。尤其是腰椎间盘突出症患者，除腰下垫枕外，头颈部枕头也应做一定调整，头枕高度一般以压缩后和自己的拳头高度相当或略低为宜；长度以超过患者肩宽 10 ~ 15cm 为妥。

腰下垫枕开始时可能有些不习惯，但贵在坚持，至少应垫枕 1 个月，才能见效。待到腰腿痛症状明显减轻或消失时，再撤去软枕不迟。硬板床则最好继续睡下去。

## 为何而立之年前的骨质量决定终生？

专家指出，一个人的骨质量，其 30 岁之前的状态，就决定了他（她）一生的命运。为什么呢？

一般而言，人在 10 岁左右，其骨骼发育旺盛迅速，处于冲刺阶段；25 岁时，骨骼发育处于鼎盛时期，也就是高峰；到 30 岁前后，身材开始走样，长出第一根白发，骨骼开始退化，走下坡路。所以 30 岁前，一定要科学调节饮食，适当运动，合理安排工作与生活，为一生的骨骼健康打好基础。

多数人在 10 岁左右，其骨骼会经历一系列巨大而奇妙的发育变化，男性发育比女性晚一两年。40% 的骨骼在此时以较快速度形成，人体对七种营养素的需求量很大，特别是钙质、维生素 D 及蛋白质等物质。但也不可过量。

25 岁时骨骼成分最齐全，其力量也最强盛。此时需要常喝奶制品，晒太阳，多吃补充蛋白质含量高的食物；加强体育锻炼，为骨骼未来承担重任"积累资本"。但忌长期吃素或过度减肥，以免对骨骼总量造成"大消耗"。因骨骼的发育与健全需脂溶性维生素 D 的参与，脂肪不足就难以完成正常的骨代谢。

30 岁前后是骨量维持期。之前的营养、补钙和运动状态，决定了人一生骨量的峰值。这就是说，要保持骨的坚固，在 30 岁前打好基础十分关键，包括注意均衡饮食、多做运动和常晒太阳等。

40 岁左右的人，骨量缓慢进入"流失期"，骨含量比高峰期时低 2～2.5 个标准，表明你可能骨质疏松了。因此除了要坚持预防策略外，还应视个体需要适当补充具有活性的维生素 D 和钙。加强锻炼，每周做有氧运动，如跳舞、跑步等。

50 岁后应积极防治骨病。除继续坚持适量运动和适当补充钙质和维生素 D 外，日常饮食应尽量保证蛋白质和高钙质的摄入；特别预防跌倒；已诊断为骨质疏松症者，应在医生指导下及时进行抗骨质疏松治疗。

## 坐骨神经痛是怎么回事?

坐骨神经痛这一病症，许多人对它太熟悉了。在骨科门诊中，不少患者因腰腿痛前来就诊，一开口就问医生："我是坐骨神经痛吗?"

中医学认为，人体的任何组织、器官或经络系统，"通则不痛，不通则痛"。作为神经系统中最长、最粗的一根神经干——坐骨神经，自然也不例外，"不通则痛"。那么是什么引起坐骨神经"不通"呢?

中医认为，坐骨神经痛是因风、寒、湿、邪郁阻经络，气血瘀滞不畅所致。西医则认为，坐骨神经痛是由多种疾病引起的坐骨神经受压或损伤，因而产生沿坐骨神经通路及分布区疼痛的临床综合征，它不是一种独立的疾病。

坐骨神经痛发病原因分为原发性与继发性两种。原发性坐骨神经痛多因感染或中毒等直接损害坐骨神经所致，以单侧发病为多见。主要发病诱因有寒冷、潮湿，以及炎症，如扁桃体炎、前列腺炎、牙龈炎和鼻窦炎等。继发性坐骨神经痛是由坐骨神经通路的多种周围组织病变刺激、压迫或破坏该神经引起，可单侧也可双侧发病。在临床上，绝大多数为继发性坐骨神经痛，原发者较少见。

引起坐骨神经痛的常见疾病有：

（1）引起根性坐骨神经痛的疾病：最常见的是腰椎间盘突出症、腰椎管狭窄症和腰骶椎增生性脊柱炎。还有先天性畸形，如腰椎骶化和骶椎腰化，隐性脊柱裂，椎弓峡部裂，脊椎滑脱和后关节突紊乱与第三腰椎横突异常，以及外伤及软组织疾病，骨关节炎症和感染等，如腰骶部骨折、黄韧带肥厚、腰背筋膜纤维织炎；强直性脊柱炎，脊柱结核，化脓性脊柱炎；骨质疏松，蛛网膜下腔出血，血管疾病和肿瘤。导致根性坐骨神经痛的疾病最多见。

（2）引起干性坐骨神经痛的疾病：常为神经周围组织损伤或炎症，如骨盆出口狭窄综合征、坐骨神经刺伤、神经纤维瘤、下肢血管瘤和臀部肌内注射刺激性药物等。

（3）引起丛性坐骨神经痛的疾病：如骶髂关节炎，骨盆外伤，盆腔器官疾病，慢性前列腺炎及糖尿病等。此型较少见。

## 若需置换人工关节，你有顾虑吗？

人工关节置换术是一门新兴的技术，国外已有近70年的历史，首先应用于人工股骨头置换术。人工全髋关节的置换也有近

50年历史。这项技术是采用一定的非金属、金属合金或高分子化合物等材料，用工程学等方法，模拟制造人体某些关节，用以替代严重受损或病变关节的一种手段。现在，这项技术已广泛应用于骨科各个分支领域，包括脊柱、髋、膝、肩、肘和踝等关节，为恢复患者的肢体功能起到不可或缺的作用，已为越来越多的患者所接受。

但是仍有少数需要手术的患者对此心有余悸。一是怕手术，因开刀总是有创伤，要流血；二是怕异物植入体内，会有什么反应；三是置换体的寿命如何，关节功能可恢复到什么程度。我们认为，患者的这些顾虑是可以理解的，医务人员有责任向他们解疑释惑，使之放下包袱，轻装上阵。

首先，人工关节置换术的施行是有严格适应证的。传统治疗或非手术方法能治愈疾病的，必定将之列为首选方法，尽可能发挥其优势，不会盲目或武断地弃之不用，而勉强应用人工关节置换术的。如人工股骨头置换术，其适应证的要求就有7项，第四项是70岁以上的老人；因严重骨关节炎导致的膝关节畸形疼痛和功能障碍，必须是在保守治疗一年以上仍无效，且疼痛、功能障碍日渐加重的情况下，才考虑膝关节置换术。当然，手术难免创伤、出血，但西医学技术已使此类手术的创伤、出血控制在最小、最少范围，所以不用担心这方面的问题。

其次，异物置换体质量的后顾之忧问题。专家对其质量和安全系数有很高的标准要求：一是必须是惰性物质；二是耐腐蚀性强，不被体液分解；三是置入体内后不引起过敏或炎症反应，有良好的生物相容性；四是保证符合该关节活动要求的机械强度；五是无毒性及诱癌、致癌因素；六是容易加工制造，成本不太高；七是能够并经得起消毒程序。所以，人工置入体的质量和安全性是有保障的。

最后，置入体的寿命问题。一般为 10 年左右。这就是为什么一般要求做手术的患者年龄在 70 岁以上。否则，每 10 年换 1 次假体，会给患者造成较多麻烦。当然，在特殊情况下，年龄也不会成为关节置换术的绝对禁忌，能否进行关节置换，还有看全身情况。如全身情况允许，专家也会酌情适当放宽手术年龄，但指征控制得更为严格，手术安全保障措施更为严谨。

总之，对于人工关节置换术，患者应取的态度是：尊重医嘱，积极配合；坦然自若，不用害怕。

人工关节植入后，其肢体的功能一般能恢复正常，然而需要相应肌肉的支持，所以关节功能的锻炼是必不可少的。目前，临床上应用得较多的是人工股骨头置换术、人工全髋关节置换术和人工膝关节置换术等。

## 为什么强健腹肌对保护腰椎不可或缺？

在平时临床诊疗工作中，对腰腿痛患者强调更多的是加强腰背肌锻炼，因为大多数腰腿痛患者通过此锻炼确实取得显著效果，腰腿痛症状得到迅速改善。但仍有少部分患者腰痛总是反反复复，很难得到彻底根治，这是为什么呢？深究其因，除治疗不彻底，锻炼不持久，日常防护不注意外，还有一个很重要原因，就是忽略了强健腹肌。腹部若松软如泥，柔弱无力，患者就难免腰痛反复，难以根治，即使一时治愈了也不久就复发，这类病例不胜枚举，教训不可谓不深刻。

诚然，维持腰背部肌肉的正常张力和脊椎骨正常排列非常重要，必须通过各种途径纠正脊椎骨的错位和治愈腰背肌的劳损，持之以恒地加强腰背肌锻炼。但在强调恢复腰背肌功能的同时，千万别忽略了腹肌的康复。腹肌在某些特定情况下，其重要性绝不亚于腰背肌，只是不易为多数患者感知或被某些医生认识而已。

腹肌对脊柱系统乃至腰部运动系统的保障作用不可小觑。近期研究发现，腹肌具有减轻脊柱负荷、加强腰部中枢的作用。在腰椎间盘突出症中后期，由于腰部活动减少和佩戴腰围等原因，腰背肌及腹肌均会出现肌力低下，并以腹肌肌力下降为甚。有学者报告，腰痛病患者的腹肌、腰肌肌力分别仅为正常状态时的67%和83%，说明腰痛的发生不单因后面的腰肌肌力不足，还由于前面的腹肌肌力明显低下，导致脊柱周围组织的薄弱。由此可见，腹肌肌力减弱或不足因素在腰痛中具有举足轻重的地位。

因此，专家指出，腹肌越强健，腰痛患者的康复越快，身体越健康，寿命越长久。对于女性而言，腹肌越强健，还显示了她们性欲越旺盛，更拥有幸福的夫妻生活。当然，要注意的是，腹部应强壮的是肌肉，而非脂肪，如果大腹便便，那就需要减肥了。

## 为什么老人脚肿应警惕？

老人脚肿原因较多，主要有6种。

（1）营养性脚肿。多因老人进食少，且消化功能减弱，引起营养不良所致。

（2）特发性脚肿。多见于老年女性，可能与内分泌代谢异常有关。

（3）下腔静脉性脚肿。因下腔静脉回流不畅，导致下肢静脉血液难以回心，滞留足踝及小腿部，引起脚肿，常是一侧脚先肿。

（4）功能性脚肿。虽不严重，但可持续数年，且至今原因不明。

（5）全身性疾病引发的脚肿。如患心脏病、心功能减退及肾脏病的老年人，多有脚肿现象。

（6）四肢外伤固定后康复期水肿。如骨折或肌腱、韧带断裂，经复位或修补后，需要一定时间外固定者，在解除固定进行锻炼、恢复活动功能的早期，足踝或下肢也会肿胀，这在骨科较常见。

此外，钠盐摄入过多，用药不当，以及局部感染，如脚气病等，也会引发脚肿，老年人中较常见。

病因不同，老人脚肿的临床表现也有所不同。若脚肿是因痛风引起的，足蹑趾、足踝或膝部会突然红肿胀痛，关节发热，疼痛难忍；如因肾功能衰竭引起，在足跟、足背出现凹陷性肿胀的同时，还会出现眼睑、脸部肿胀；若是心源性疾病引发的脚肿，则会出现心慌、气喘、憋气等症状。

既然老人容易出现脚肿，且病因众多，那一旦发现，就应去医院检查，明确诊断，找出脚肿主因，从而对因对症治疗。如受伤后脚肿伴剧烈疼痛、活动受限者，或突然发生疼痛者，应先去医院骨科检查；若脚肿伴脸、眼部肿胀者，应去肾内科检查；如伴心慌、气喘、憋气者，该去心内科检查；若仅脚肿，其他伴随症状不明显者，当先去医院老年病科检查。当然，有可能脚肿由多种原因所致，则应按轻重缓急进行综合治疗。

老人如何预防脚肿呢？

首先避免外伤及过度活动，减少长时间站立，特别是长距离跑步或行走。其次要治愈慢性心、肺、肝、肾病及内分泌病等。第三，要改善营养，确保营养平衡，补充足量的蛋白质、糖、维生素和矿物质。第四，养成良好的生活与饮食习惯，如戒烟、避免酗酒和过量摄入钠盐等。第五，密切注意、控制药物副作用。如服用某种药物后，脚部出现肿胀现象，应当即去医院请教医生调整用药。最后，注意足部功能锻炼，特别是恢复性锻炼；以及足部炎症治疗、足心按摩、保洁和保暖等。

# 病因篇

## 颈椎病是如何形成的?

人们对颈椎病的认识是一个不断深化的过程。

早在我国两千多年前的医书《内经》中，就已有关于痹症的论述："风、寒、湿三气杂至，合而为痹也。"《内经·素问·痹论》又将痹症分为五类：筋痹、骨痹、脉痹、肌痹和皮痹。而今天的颈椎病即为筋痹、骨痹和肌痹三者合一的痹症。

目前，世界各国对颈椎病病因学、病理学和治疗学的研究，已达到了相当高的水平。

颈椎是人体关节中旋转最多、活动频率最高的脊柱节段。人出生后，颈椎终年不断地随各种运动转动，还经历劳损、外伤和风、湿、寒等种种考验。到了30岁左右，颈椎间盘开始变性；50岁以后，90%以上的人已有椎体骨刺。颈椎的这些退行性变是人体的一种正常生理变化，并随劳损程度及年龄的增长而逐渐加重。

所谓"颈椎病"，实质上是颈椎间盘变性、颈椎骨质增生及由此而引起的一系列临床症状的总称，又称"颈椎综合征"，是中老年人的常见病、多发病，男多于女。近年研究表明，罹患颈椎病的年龄有逐渐年轻化趋势。

人们颈椎间盘的退行性变以颈5~6、颈6~7最为显著，最早出现，也最为多见。颈椎间盘突出，是椎间盘变性的早期阶段，一般为1~2个椎间盘。颈椎体后方的骨刺，连同突向椎管的椎间盘、后纵韧带，是引起颈神经根、颈脊髓受压的主要因素。一旦颈部神经、血管、交感神经或脊髓受到刺激或压迫，就会出现颈肩臂痛、上肢麻木、头晕目眩和恶心呕吐等症状，甚至引起肢体不完全性瘫痪等严重后果。

颈椎病还常伴发肩周炎、肩胛骨痛和网球肘等症状。可能由于长期肌痉挛及功能失调所致。

一旦得了颈椎病，大可不必紧张。大多数患者症状比较轻微，经过适当休息和保守治疗，可以治愈。只有极少数病例较为难治。随着医学科学的发展，一些难治的颈椎病堡垒，正在被不断攻克。颈椎病患者应树立起战胜疾病的信心，做好日常的预防保健。预防保健是减少颈椎病、减少复发率和促进颈椎病康复的最重要措施。

## 为何发生肩周炎?

肩周炎是肩关节周围炎的简称。又称肩关节粘连、凝肩综合征、冻结肩、五十肩、漏肩风和肩凝症等。肩周炎是肩关节周围软组织的无菌型炎症，多继发于慢性损伤或退行性病变，是以肩关节疼痛和功能障碍为主要症状的常见病、多发病。好发于50岁以上的中老年人，女性略多于男性，右侧多于左侧。可有肩部外伤、劳损或感受风湿寒的病史。

肩周炎的病因尚不十分明确。约80%的病例找不到病因，为特发性；20%可有局部创伤、劳损和受寒史。诱发肩周炎的因素很多，如全身性的疾病及其他部位的病变可导致肩周炎；可继发于颈、胸椎骨关节病变或肩周腱鞘炎、滑囊炎及纤维织炎；也会发生在腹部手术或同侧手指受伤后。

从严格意义上讲，"肩周炎"这一诊断并不贴切。比较确切、完整的解释为："肩周炎"是肩关节周围软组织，包括肌肉、肌腱、韧带和关节囊等组织共同发生的炎症。肩周炎为发生于不同解剖部位、有各自不同病理特点的一组疾病。其中包括：钙化性肌腱炎、粘连性肩峰下滑囊炎、肱二头肌肌腱炎、冈上肌肌腱炎、肩峰下撞击综合征、肩袖撕裂和冻结肩等。因此，目前国际骨科学术界已不再将"肩周炎"作为正式的诊断名称，而代之以疾病病理为基础的特异性诊断名词。本书考虑到目前大众习惯，仍沿用"肩周炎"一词。

肩周炎的早期病理改变，首先是在肩袖和肱二头肌等部位，由于年龄的增长而产生结缔组织老化、退变；加上长期反复的磨损，肩周肌肉、肌腱、滑囊、关节囊等软组织可出现充血、水肿、渗出、粘连和挛缩等急性或慢性无菌性炎症反应；随后，炎性反应又导致肩痛和反射性肌痉挛。久而久之，肩部软组织纤维化，肩关节挛缩，最终发生肩关节运动功能障碍。这一过程就是产生肩关节疼痛和功能受限等症状的病理基础，也就是引起肩周炎的根本原因。

## 网球肘与"网球"有关吗？

顾名思义，网球肘的起源确与网球有关。此病最常见于网球运动员，故有"网球肘"之称。但绝非网球运动员的专利。

网球肘，又称肱骨外上髁炎、肱骨外上髁症候群、肱桡滑囊炎、前臂伸肌总腱炎和肱骨髁上滑囊炎等，是各种急慢性损伤造成的肱骨外上髁周围软组织的无菌性炎症。肘关节外上髁区域发生局限性疼痛，并影响伸腕和前臂旋转功能，是一种慢性劳损性疾病。

网球肘的发病，主要缘于持续、集中地进行较大旋转力量的肘腕关节活动，使前臂伸肌群长期、反复的强烈收缩、牵拉，使这些肌腱的附着处发生不同程度的急性损伤，肌纤维撕裂、出血、机化、粘连，最终导致伸肌总腱的慢性劳损。所以急性期应立即减少活动，积极治疗。归根到底，这是一种肱骨外上髁部伸肌总腱附着区的慢性损伤性肌腱筋膜炎，也就是无菌性炎症。一旦形成，会造成局部微细血管及神经束的压迫，从而产生肘关节疼痛症状，以及肘、腕关节功能障碍。

## 腕管综合征的成因是什么？

有一些患者来门诊就医，主诉腕关节在伸屈活动时，会莫明其妙地感到手指麻木、疼痛，握物使不上劲，部分人有明显外伤史，有的则没有。经医生仔细一查，原来是腕管综合征。对这种病，不少人感到陌生。是什么原因造成的呢？

在人的手腕关节掌侧，由坚强的腕横韧带与 8 块依次紧密排列的腕骨一起，构成坚固且有灵活度的骨纤维性腕管。管内有 9 条屈指肌腱和正中神经通过。若管内出现病理性异常，特别是机械性压力增高，就会对正中神经产生压迫，必然出现相应的疼痛、活动受限等临床表现，这就称之为腕管综合征。

多数人发生该症的病因不明，但可能与下列因素有关：

一是腕部脱位或骨折后畸形愈合，或腕部劳损所致。

二是腕管内产生腱鞘囊肿或脂肪瘤等占位性病变，压迫了正中神经。

三是屈指肌腱或蚓状肌进入腕管走向异常，过多占据了腕管本就不宽裕的空间。

四是风湿或类风湿病变等，引起腕管内腱鞘滑膜炎，导致肿胀性压迫。

五是内分泌系统变化的影响：妊娠、哺乳期、绝经期、黏液水肿或肢端肥大症等。

当然还有其他一些特殊因素可造成腕管综合征，但比较少见，不再列出。

## 为什么手足部多发腱鞘炎?

在骨科门诊时，我们常常也会遇到不少中老年妇女大诉手指痛且不能伸屈之苦，时而手指还会被卡住，使劲动一下或借力扳一下，手指又勉强能动了，此时往往可听到"啪"的一声弹响声。她们十分困惑地讨教医生，我的手怎么啦，能治好吗? 确实，在实际生活中，这类由腱鞘炎导致手指、足趾功能障碍的病例不少，有必要予以指导和帮助，并进行有效治疗。

腱鞘炎是怎么造成的呢?

人的手、足活动量很大，而其组织既复杂，又精巧，既有韧劲，又易受损。手部肌腱的腱周组织，滑膜鞘、纤维鞘管和肌腱支持带等组织，是保证肌腱滑动，发挥肌腱功能的重要辅助结构。用手掌握物时，腱鞘受到硬物与掌骨头两者的过度挤压，极易致伤，加上滑车作用，也最易受摩擦。若手指肌腱在腱鞘上经受较长时间的过度摩擦后，滑膜会出现水肿、增厚和渗出等炎症性变化；若反复损伤或炎症迁延日久，则导致慢性纤维结缔组织增生、粘连、增厚等变化，使纤维鞘管壁的厚度增加 2~3 倍，纤维鞘管壁之间可有束状粘连；有时纤维鞘管还可发生软骨样变性，使肌腱在其内的运动受阻或不畅；肌腱不久还会变形，可呈梭形，或在鞘管狭窄的两端呈葫芦状膨大。这些病理变化可使肌腱通过腱鞘时显得十分困难，勉强通过时会引起疼痛或板机样响声。

较为常见的腱鞘炎有桡骨茎突狭窄性腱鞘炎、手指屈指肌腱鞘炎（弹响指或扳机指）、肱二头肌长头腱鞘炎和踝部腱鞘炎等。

手工操作者，过度运用上、下肢者，均可发生不同类型、不同程度的腱鞘炎。

## 胸廓出口综合征是什么病？因何造成？

许多人对本病不太了解，但病例却不少，一般只有专科医生才能对本病做出诊断。胸廓出口综合征，是指分布在胸腔上口区域的臂丛神经，锁骨下动、静脉等组织受卡压，而产生的上肢血管神经功能紊乱症候群。

多种原因可造成此种压迫，临床上多以压迫的原因单独命名疾病。

一为颈肋。发生率6‰。即在第 7 颈椎上生出不应有的一根肋骨，也称颈肋综合征。颈肋对前斜角肌、臂丛或锁骨下动脉功能造成影响。常表现出"三多"现象：女性多，单侧多，不完全性颈肋多。

二为第 7 颈椎横突过长。

三为脊椎侧弯。

四为前斜角肌或中斜角肌止点异常、肥大或痉挛等，也称"前斜角肌综合征"。因斜角肌间隙狭窄，将臂丛和锁骨下动脉挤向第一肋骨而引起一系列症状。

五为各种引起胸腔出口与肩胛带之间关系异常的疾病，如肋锁综合征和超外展综合征等。

胸廓出口综合征也是一个症候群，也是一个病因各异、结局相同或相似的病种系列。

## 什么是骨质增生和骨关节炎？两者关系如何？

在回答这一问题前，我们首先要明白关节软骨是怎么回事。

人的关节软骨的退变，最早可自 25 岁起就开始。各种因素使关节软骨的基质大分子蛋白多糖发生进行性退变，软骨细胞分解代谢异常。在骨关节炎早期，关节软骨变黄、粗糙、失去光泽；中期软骨出现裂隙、软化或挤脱，骨质裸露；晚期可出现软骨下骨溃疡、坏死，导致软骨周围骨质增生，关节随之出现一定程度的肥大。

骨质增生又叫骨刺、骨赘，在骨关节边缘上的关节囊、韧带附着处，所引起的骨质边缘增生性突起。慢性损伤等因素反复刺激骨膜，会使骨刺越来越大，或越来越多。X线摄片上经常可以看到，很似刺状。可见，软骨退变、骨质增生是一个渐进、漫长的病理发展过程

骨质增生可以发生在全身骨骼的许多部位，特别是骨关节部位，易发部位依次为腰椎、颈椎、胸椎、膝关节和末端指间关节等。尤其是颈、腰椎和膝关节，这些部位一般经常承受较大负重，活动幅度较大，活动节奏频繁，因此骨刺和骨关节炎多见。就脊柱而言，第5~7颈椎、第8~10胸椎和第3~5腰椎等处，为骨刺好发处。四肢关节中，以膝关节骨刺、跟骨骨刺出现较早、较多。

腰椎骨刺的发生机制很有代表性。它本质上是椎间盘发生退行性变后的衍生物。由于椎间盘退变脱水，弹性降低，椎间隙日渐变窄，原先附着于椎骨的绷得很紧、张力很大的前、后纵韧带变得松弛，导致椎骨间、小关节间彼此松动，长期的牵扯性松动会使附着于椎骨上的韧带及小关节囊反复刺激局部骨膜，引起椎体边缘及小关节的骨质增生（骨刺）。

骨质增生是随着年龄的增长而出现的，年龄越大，骨刺就越多、越大，60岁以上的人几乎都有骨质增生。就腰椎而言，其退行性增生同全身的骨质增生一样，是正常的生理过程，是一种代偿功能，也是人体适应脊柱的应力变化而产生的一种保护性反应，可使稳定性削弱的骨关节得到加强，有利于脊柱的整体平衡

与协调。因此，有一定年龄的人应坦然对待骨质增生，不要背上沉重的思想包袱，不能人云亦云地认为得了不治之症，也不可简单地把一切腰腿痛归因于骨质增生。

现在，我们再来看看骨关节炎是怎么回事；骨质增生与骨关节炎的关系又是如何。

骨关节炎，又称骨关节病、退行性骨关节炎等，是导致成年人残疾的第一大慢性疾病，也是全身关节炎中最常见的一种，占全部关节炎的一半以上。骨关节炎痛在关节，病在软骨。

骨关节炎按病因分为原发性和继发性两种。常见原发原因为：先天性关节畸形；骨发育不良。继发病因为：外伤或机械性磨损；关节软骨代谢性疾病和缺血坏死等。

事实上，很多有骨刺的人不一定有骨关节炎，有骨关节炎的人也不一定因为骨刺。当人步入中年以后，人体各脏器开始衰老，关节软骨自然也不可避免地发生退行性改变，最常见的表现是骨质增生，开始可以没有任何不适或症状。但随着病程的进展，当出现关节疼痛、肿胀及关节功能障碍时，即可认为骨关节炎已形成。仅有骨刺而无症状者，则不能构成骨关节炎。

## 中老年人多发骨关节炎的原因是什么?

骨关节炎与衰老、性别、肥胖、职业、损伤及过度使用，以及遗传等因素有关。而衰老是罹患骨关节炎的最重要因素。随着年龄的增大，骨质增生的范围更广泛，更严重，虽说是生理性退变不可避免，但在一定条件下又可能转变为病理性的，即骨关节炎。所以该病发病率一般是随年龄的增长而增加的，好发于中老年，约90%以上为老年患者，老年女性更多见。我国50岁以上人口中，骨关节炎发病率高达60%以上。60岁以上的老年人，其脊椎特别是腰椎的退行性脊柱炎，是骨关节炎在腰椎节段的一种表现，也称肥大性脊柱炎、增生性脊柱炎、老年性脊柱炎和腰椎骨质增生等，比较多见。四肢关节，则以膝骨关节炎为常见，成为一种常见病、慢性病。重体力劳动者发病率高于轻体力劳动者，可能与活动量多少、负荷量大小有关。肥胖、遗传因素对骨关节炎的产生有一定影响。

对老年性骨关节炎，人们绝非束手无策，通过各种努力，是可以推迟骨关节炎来临的，并能减轻其危害。

## 强直性脊柱炎是怎么回事？其成因有哪些？

强直性脊柱炎的特点是：以中轴小关节慢性炎症为主，伴骨质破坏和骨质增生；自两侧骶髂关节开始，逐渐上行到腰椎、胸椎以至整个脊柱，最终导致脊柱完全强直。

本病是慢性多发性关节炎的一种类型，早年曾经被列为类风湿关节炎的一个临床类别，故一度被称为"类风湿性脊柱炎"或"类风湿性关节炎中枢型"。近年研究认为，强直性脊柱炎是完全不同于类风湿性关节炎的一种独立的疾病，应采用国际统一的"强直性脊柱炎"这一命名。

强直性脊柱炎的病因至今尚未完全明了。但近年研究提示可能与下列因素有关。

一是遗传因素。据统计资料表明，约90%以上的病例，在其血清中含有一种遗传性组织相容性抗原 HLA－$B_{27}$，若家族中有罹患本病者，该抗原为正常人群的30倍。为此也称强直性脊柱炎为"HLA－$B_{27}$关连性关节炎"。这从一个侧面说明，本病与自身免疫功能障碍有关。

二是感染因素。已知本病患者85%左右有前列腺炎及膀胱炎，故认为本病与慢性泌尿生殖系感染有密切关系。另有证据表明，本病与链球菌感染也有一定关系。

三是内分泌失调和代谢障碍。类风湿性关节炎多见于女性，而强直性脊柱炎多见于男性，可见两病均与内分泌失调有关。

四是其他因素。包括患者年龄，体质差异，外伤，营养不良；维生素 C、D 缺乏；气候、寒冷、潮湿和水土等影响。

强直性脊柱炎的主要病变在韧带附着部，表现为慢性炎性浸润，关节软骨增殖、骨化；韧带钙化和骨化，关节囊和韧带附着部骨质受蚀代之以骨赘生长，形成特有的韧带赘结构；椎间盘软骨骨化，并与前纵韧带形成的韧带赘合成骨桥，使整个脊柱最终发生骨性强直，呈"竹节样"改变。

作为一种全身性慢性炎症性疾病，除了累及脊柱、外周关节和肌腱、韧带附着点外，还可累及其他器官，如眼、心血管、肺、神经、肌肉、肾和前列腺。可见强直性脊柱炎危害之大，其治疗也有相当大的难度。

## 腰椎间盘突出症的发病原因有哪些？

腰椎间盘突出症（简称"腰突症"），也称髓核膨出、突出或脱出，或叫腰椎间盘纤维环破裂症，是临床上较为常见的腰部疾病之一。其发生是内外两个因素共同作用的结果，可以说是"内忧外患"造成的。

"内忧"为腰椎间盘本身的退变，包括髓核、纤维环及软骨板等，尤其是髓核，若有不同程度的退行性改变后，为其在一定外界条件诱发下的突出，埋下了隐患；"外患"是外伤、劳损等，一旦发生，就会促使已有退变病理基础的椎间盘纤维环破裂，髓核会从破裂之处突出或脱出于后方或椎管内，导致相邻的组织，如脊神经根、脊髓、马尾等遭受刺激或压迫，从而产生腰腿痛、一侧或双侧下肢的麻木等一系列临床症状。

具体地说，产生腰椎间突出症的原因是：

一是退行性改变。日常生活和工作时，椎间盘经常承受体重下垂力的压迫；腰部还经常进行前屈、后伸、左右侧屈和左右转腰等活动，甚易造成椎间盘的挤压和磨损，特别是下腰部的椎间盘，因而较易产生椎间盘退变。随着年龄的增长，退变程度就越重。而髓核的退变以含水量下降为主要表现，其失水可导致椎节不稳、松弛等病理改变；纤维环的退变则主要表现为坚韧度的降低，也不利于腰椎稳定。

二是应对外力不当。平时，不少人在生活中或工作时不注意保护腰部，需要发力时要么过度用力或用力不当，要么腰部所取的姿势或体位不正确。如此长期、反复地应对外力不当，必然会造成腰椎及椎间盘不同程度的损害，加快了椎间盘的退变速度。

三是椎间盘自身先天不足。进入成年期，椎间盘的血液循环不断减少，修复能力更差，尤其在发生退变后，其修复功能几乎丧失，只能走下坡路；另外，椎间盘后外侧的纤维环较为薄弱，而后纵韧带在腰5～骶1平面时，宽度显著减小，因而对纤维环的加强作用十分有限。

在上述病理因素的基础上，若遇某种程度的外伤或外力，本身岌岌可危的椎间盘所承受的压力在瞬间升高，就很有可能迫使弹性较差的髓核穿过同样变得不堪一击的纤维环，造成髓核突出或脱出。诱发因素包括：意外腰伤；突然的负重或闪腰；坐、立姿势不当；腹压升高，如咳嗽、喷嚏、便秘和用力屏气等；寒冷或潮湿，可引起小血管收缩、肌肉痉挛，使椎间盘压力增大，也可能造成退变的椎间盘破裂。

腰椎间盘突出症好发于下列人群：20～40岁左右的青壮年，约占总发病率的80%；男性多于女性；肥胖者；重体力劳动者；伏案工作者；阴、冷、湿环境下操作者；运动员、舞蹈和杂技演员；还有产前、产后及更年期的妇女，处在腰椎间盘突出症的危险期。

## 腰椎管狭窄症是怎么形成的?

本病由多种因素造成。若追踪发病根源,可分为原发性腰椎管狭窄症和继发性腰椎管狭窄症两大类;如按狭窄部位区分,又可分为椎管型(中央型)、侧隐窝型(根型)和混合型3型。

由于先天性骨组织或软骨组织发育不全,造成椎管本身或根管矢状径狭窄者,称为先天性或原发性腰椎管狭窄症,较少见。

构成椎管组织的退行性变,是导致继发性腰椎管狭窄症的主要原因。退行性变包括椎体后缘和关节突骨质增生,椎板和椎弓根增厚,黄韧带肥厚或松弛,椎间盘萎缩和椎间隙变窄等,均可导致椎管狭窄,压迫马尾或神经根。

另外,外伤、炎症、医源性因素、椎管内静脉曲张、氟骨症、畸形性骨炎和骨质疏松症等,也可引发继发性腰椎管狭窄症。目前国内普遍认为,黄韧带肥厚所致的继发性腰椎管狭窄症的发生率占多数。第4~5腰椎间的椎管狭窄最多见,可能与该部位的活动度大、易损伤有关。

## 腰椎小关节紊乱症缘何造成?

小刘是某搬场公司的装卸工,主要任务是为居民搬运家具,按公司规定不得损坏,不能走形,装卸时需十分小心。一天下午,他在为一户居民从五楼单独扛一台三门冰箱下楼梯时,不慎扭伤了腰背部,即刻发生异乎寻常的腰部剧烈疼痛,简直无法忍受,他立即被送到医院急诊。经医生检查,确诊为"腰椎小关节紊乱症",即刻收住入院。这是一种什么急性腰伤呢?

原来,小刘搬运时腰部动作不当,扭伤了腰椎后面的小关节,造成小关节解剖结构的错位和排列紊乱,这是一种十分严重的外伤,与脊柱小关节特殊的解剖特点有关。

腰椎小关节属于典型的滑膜关节，由上下关节突的关节面构成。每个小关节面由相互垂直的两个小面，一个呈冠状位，一个呈矢状位，这样的特殊结构使腰脊柱不仅可左右侧屈活动，而且有前后的屈伸运动，对旋转运动则起限制作用。腰骶部的小关节面接近水平，关节囊松弛，除使脊柱具有屈伸和侧弯能力外，还可做一定范围的旋转运动，旋转范围一大，损伤的机会也就增多。各个小关节都有关节囊包绕。腰椎关节突小关节在腰部伸展时，关节囊也随之移动。腰椎前屈时，关节囊紧张，后伸时松弛。小关节囊内具有丰富的感觉神经末梢。

当弯腰搬运重物、扭腰或其他能导致脊柱前后屈伸、左右侧屈和旋转的运动时，小关节张开，小关节腔内造成负压，有时腰部姿势不当，滑膜组织就有可能被嵌夹于小关节面之间，即造成小关节滑膜嵌顿。滑膜可因关节的挤压，而造成严重损伤，因而出现腰部剧烈疼痛和反射性肌肉痉挛。

所以我们在搬运重物时，要巧妙使劲，合理调整腰部姿势，千万不能蛮干。

## 骨质疏松症由哪些因素导致？

骨质疏松症由于其流行性和危害性，已日益受到医学界和社会各方面的普遍关注和高度重视。据专家调查统计，我国60岁以上的老年人中，约40%患有骨质疏松症，而其中的1/4将完全丧失生活自理能力。在美国，每年因骨质疏松造成的骨折达150万例。骨质疏松引起的髋部股骨颈或股骨粗隆间等骨折，在1年内约20%左右的患者因此而死亡。有专家预测，到2050年，全世界骨质疏松症的发病率将上升3~5倍，成为当今五大老年病中最凶猛的杀手之一。防治骨质疏松症的形势十分严峻。

骨质疏松症是一种全身性的骨代谢性疾病。以腰椎骨质疏松症为例：这是一种单位体积内骨组织低于正常量，椎骨密度减低，骨质变脆，从而引起骨质压缩、变形，并出现腰背部疼痛等一系列症状的疾病。本病多发于老年人、绝经期妇女和长期卧床的患者。

骨质疏松症的发生原因至今尚未完全明了，但已知与以下因素有关。

（1）骨合成减少。不论雌激素，还是雄激素，都能直接或间接刺激成骨细胞的活性，增加骨基质合成，促进骨的形成。当雌激素减少或缺乏时，易发生骨钙的丢失，骨合成受阻。雌激素还能促进维生素 D 的活化与合成，以增加肠钙的吸收，减少钙的排泄。因此，雌激素低下可使大量骨钙释放进入血液中，使骨钙大量流失，而骨合成则减少。雄激素量减少，也会影响维生素 D 的生成，进而使骨的形成与重建受阻。但雄激素下降速度较缓慢，故男性骨质疏松症一般出现得较迟。

（2）钙代谢失调。骨骼由多种矿物质组成，其中最主要的是钙磷酸盐。人到老年，从血液中吸收进骨骼的钙磷较少，而从骨骼释放进血液，并被排出的钙盐却较多。这都是因为老年人性激素减少，致肾上腺皮质酮增加，导致肠钙吸收少，尿、粪钙排泄多的缘故。

（3）废用性后果。长期卧床，活动量减少，多日不晒阳光，会导致钙生成及钙转化减少，而钙排出则照常甚至增加，因而也会导致骨质疏松。

骨质疏松症可分为原发性、继发性和特发性三大类。

原发性骨质疏松症是人在衰老过程中，随年龄增长或妇女绝经期后骨组织发生退行性改变所形成的一种老年退化性疾病。它又分老年性骨质疏松症和绝经后骨质疏松症两型。

继发性骨质疏松症是指由于医学原因引起的骨量减低的骨质

疏松症，约占全部骨质疏松症的 10%～15% 左右。

特发性骨质疏松症见于青少年，原因不明。

引起继发性骨质疏松症的疾病主要有：

内分泌疾病：甲状腺或甲状旁腺功能亢进，肾上腺皮质功能亢进，垂体瘤，糖尿病等。

性腺功能低下疾病：卵巢早衰、切除，早绝经，促性腺激素减少，阳痿等。

消化性疾病：胃酸缺乏，胃大部切除，肠切除，慢性阻塞性黄疸，慢性胰腺炎，慢性腹泻等。

营养缺乏性疾病：蛋白质、维生素 C、维生素 D、钙、磷，以及其他微量元素长期摄入不足。

肿瘤；肝炎；类风湿性关节炎；因瘫痪、住院、手术、骨折长时间卧床；一些先天性遗传代谢性疾病；以及不良嗜好，如过量吸烟、酗酒等，均可导致继发性骨质疏松症。

## 什么是脊椎隐裂和移行腰骶？对腰部有什么影响？

先了解一下什么叫"脊柱隐裂"？

正常情况下，脊柱经一定时间的胚胎发育过程，两侧椎弓会渐渐靠拢，于后部中央处相互融合，形成椎管，并向后伸展成长长的、斜向下方的棘突。脊柱裂是由于胚胎时期中胚叶发育不全或发育停止，如成软骨中心或成骨中心发育障碍，导致腰骶椎椎弓板变形、棘突短小或游离、偏斜乃至缺如，使骶棘肌及其筋膜、韧带失去附着点，留下"后顾之忧"的脊柱畸形。常伴脊髓发育异常。两侧椎弓在后部不相融合，就会在棘突及椎弓部产生不同程度的裂隙。这种裂隙若仅为先天性的骨质缺陷，而没有椎管内组织从裂隙中向后膨出，就叫"隐性脊柱裂"，也称"脊柱隐裂"。如有脊膜从裂口处膨出者，则称脊膜膨出，也叫"显性脊柱裂"，又称"脊柱显裂"。

由于脊柱隐裂是相当多见的一种脊椎发育异常，因此约有20%的正常人可存在这一先天性畸形。高龄母亲的头胎婴儿常患本病。好发部位在腰椎下部和骶骨上部，其次为胸、颈部。有些患者因其他病就诊，需摄腰椎片时才被医生偶然发现。

脊柱隐裂或显裂都使脊柱的稳定性及应变能力减弱，容易遭受损伤、继发性退变或外伤性关节病，使腰背肌产生慢性劳损性疼痛。

移行腰骶又是怎么回事呢？

在胚胎期脊柱形成过程中，某些影响发育的因素可使相邻脊柱段的椎骨发生异化，即上、下段脊柱交界处，某一脊椎骨可部分或全部具有邻近段脊椎骨形态，导致两段脊椎骨数目互相增减，但脊椎骨总数不变。这种异化现象称作"移行脊椎"，或称为"过渡脊椎"，是一种脊椎先天性缺陷。

若这种脊椎发育异常发生在腰骶部，就称为"移行腰骶"。它包括腰椎骶化和骶椎腰化两部分，均属先天性脊柱畸形的另一种表现形式。腰椎骶化，指第5腰椎外形全部或部分转化为骶椎形态，使其成为骶骨板的一部分，造成腰椎数4个、骶椎数变6个的情况。其一侧或两侧横突肥大，可与骶骨发生融合，或与髂嵴形成假关节，在临床中多见。而骶椎腰化，是指第1骶椎的一侧或两侧出现横突，并与母体分离，变成腰椎形态，成为"第6腰椎"。骶椎腰化者远少于腰椎骶化者，且临床上多无症状。

当然，移行腰骶毕竟属脊柱先天畸形，同隐裂一样，对脊柱的稳定性有一定影响，较易发生外伤和劳损退变。

因此，可以这样说，脊柱隐裂与移行腰骶是先天形成的脊椎缺陷，在一定外力影响下可致腰部不稳定。一旦发现了，活动时还是当心点好。

## 导致腰椎不稳症的原因是什么？共分几类？

腰椎不稳症发生的原因大致有以下几方面。

一是由于腰椎间盘及腰椎小关节的退行性改变所致的腰椎假性滑脱，又叫退行性脊柱滑脱症，又称为完整椎弓峡部的脊柱滑脱症，多为老年人易患的一种脊柱病，多见于女性。患者有长期腰痛史，但坐骨神经症状较轻。病变主要发生在腰椎 4～5 之间，该部位是不稳定最敏感区域。

二是因椎弓根先天性发育缺陷，或外伤后椎弓根骨折不连接而造成的腰椎真性滑脱，其滑脱的程度远比假性滑脱严重。这种真性滑脱多见于青壮年，男性多于女性。腰痛和坐骨神经痛症状往往比较严重，有时痛得不能弯腰。

腰椎不稳症具体可分为五类。

一是退行性腰椎不稳症。由于腰椎间盘、脊柱小关节及韧带的退变、松弛，使腰椎间的各部件连接不再紧密，能力减小，因而易在腰部活动时发生移位。

二是创伤性腰椎不稳症。外伤引起小关节及椎弓峡部骨折，使腰椎的后方屏障受到损坏，难以维持腰椎系列的稳定。

三是先天性腰椎不稳症。由先天性腰椎发育不良引起，如先天性腰椎峡部不连、腰骶椎隐裂和移行腰骶（包括腰椎骶化和骶椎腰化）等，均致腰椎不稳。

四是病理性腰椎不稳症。如椎弓、椎体和小关节等发生炎症、结核和肿瘤等器质性病变，破坏骨质所致。

五是医源性腰椎不稳症。如腰椎手术中，因切除小关节、椎板等骨组织过多、过广，可造成腰椎管后部的缺损或薄弱，使腰椎不稳定。

当然，还有其他一些因素，如背肌的损伤或病变等，也可能引起腰椎的不稳定，但比较少见。不过，最常见的，还是退行性腰椎不稳症。

## 坐骨神经盆腔出口狭窄症是怎么回事？其成因为何？

凡因坐骨神经盆腔出口处病变，如粘连、瘢痕形成，脂肪组织团堵拥或肌肉变性、损伤等，引起盆腔出口狭窄，导致穿行而过的坐骨神经遭受刺激或压迫，并引起一系列临床症状者，谓之坐骨神经盆腔出口狭窄症。以前所称之"梨状肌综合征"，即为本病之一种，仅占少部分，80%以上的患者是因盆腔外口粘连病变所致。

导致坐骨神经盆腔出口狭窄症的因素有：

一是臀外伤、慢性劳损和寒冷刺激等因素的长期作用，引起臀深部组织的纤维织炎，早期可出现局部水肿、渗出（纤维蛋白），后期形成粘连，缩小了坐骨神经出口处的有效空隙；更由于坐骨神经的敏感性，又被固定于狭小的盆腔出口，故最先受刺激、受压迫，出现临床症状。

二是骶髂关节病损或妇女盆腔、卵巢及附件发生慢性炎症，会影响通过骨盆出口的血管、神经等组织，也可能使坐骨神经在盆腔出口处受压，一旦长期受压，难以解除，可首先导致坐骨神经等组织发生不可逆转的器质性改变，后果严重，难以恢复。因此，必须设法尽早解压，恢复坐骨神经功能。

## 膝关节半月板的功能如何？造成半月板损伤的因素是什么？有何危害？

老陈最近觉得右膝隐隐作痛，走路不稳，特别是下楼梯时常常被"卡"住，需活动几下方可勉强下楼。不得已，老陈去医院门诊检查，医生很快做出诊断：右膝外侧半月板损伤。类似病例是什么原因造成的呢？

先看半月板的功能。膝关节半月板内外各一，形如半月，内侧呈"C"型，外侧近似"O"形。半月板为软骨，位于胫骨平台与股骨内外髁之间，加深胫骨关节面，有稳定膝关节、吸收震荡的作用。

半月板损伤多由于膝部不协调运动，如下肢急停或急转动作所致，以外侧半月板损伤为多见，约占72.7%。受伤时多伴较严重的膝关节肿胀和疼痛，但X线片常难以发现异常，易漏诊。

半月板损伤的程度、类型常与损伤力的大小、方向有关系。导致半月板破裂的具体因素有：

一是上下关节面受纵向重力或外力冲击，使半月板受股骨髁与胫骨平台挤压发生纵裂。

二是膝关节旋转活动时，股骨髁将半月板在胫骨平台上碾压，可产生半月板水平撕裂或纵裂。

三是半月板若被周围固定组织牵扯，可造成中心缘横裂。

半月板损伤以纵裂和横裂为多见。损伤后的半月板，可能发生软化、变性、变薄和失去弹性与润性。半月板损伤还会刺激关节面发生炎症、水肿，并严重影响膝关节的活动。

膝关节半月板损伤在运动员和重体力劳动者中十分常见，急性损伤多见于青年男性，慢性损伤则多见于中老年人。多数患者有膝关节外伤史，有的当时发病，有的则若干年后才出现症状，老陈属于后者。半月板损伤易造成膝关节不稳定，还会加速关节退变，导致膝骨关节炎。应尽快治疗，恢复膝关节稳定性。我们平时活动时应注意保护半月板和膝关节，尽量减少下肢急停或急转动作。

## 何谓跟痛症？什么原因造成的？

　　足跟痛在中老年人群中较普遍，儿童和中青年也有，但相对较少。一般不以为病，到了痛得实在不行时，才来医院求治。其实，足跟痛挺折磨人，一走路即痛，走多了更痛，影响生活、工作和学习。专家认为，不要轻视足跟痛，应认真对待，争取及早治愈。

　　足跟部的解剖特点为：足跟部皮肤是人体最厚的部位；其皮下脂肪垫致密而发达；在脂肪与跟骨之间存在滑液囊；跟腱止点在跟骨结节后上方。

　　简单地说，足跟部承重时发生疼痛，就叫跟痛症。引发的原因很多。足跟部是人体负重最大的部位，极易受伤和致病，足跟痛常可追溯到急性或慢性受伤史，如足跟受伤，跟腱止点撕裂伤和跟骨骨折等，常可引起大多数足跟痛的发生。其他原因还包括跟骨骨刺、跟骨下滑囊炎、跟骨结节滑囊炎、跟骨骨骺炎、跟骨脂肪垫变性、跖筋膜劳损、跟骨缺血性坏死和跟骨骨髓炎等。足跟痛病因分布还有显著的年龄特点。据报告，儿童或青年跟骨痛的主要原因是跟骨骨骺炎，常可致跟骨坏死，好发于跟骨二次骨化中心，即骨骺。外伤、物理或化学刺激均可诱发本病。中年人跟骨痛的主因是类风湿性跟骨炎或莱特耳病。其主要病变及症状多局限于跟骨两旁、跟骨结节及跟腱止端。老年人的跟骨痛多因跟骨骨刺、跟骨结节滑囊炎及跟骨脂肪垫变性所诱发。

　　专家指出，并不是所有的跟骨骨刺都会引起足跟痛。当跟骨骨刺较大、较长，且斜向前下方，并发滑囊炎时，才可能压迫足底神经或刺激跖腱膜，造成局部组织水肿、变性，引起足底痛；跖腱膜炎也是跟痛症的因素之一，它附着于跟底结节，若足肌、韧带张力减弱，会使跟底结节附着处的牵引力增大，如此长期反复牵拉，跖腱膜起点处就会出现微小撕裂，引起足跟痛；还有随年龄增长，足跟脂肪垫会逐渐萎缩、变软、变薄，其"气垫"功能，即吸收应力、缓冲震荡的能力下降，对跟骨的保护作用自然也就降低，若是肥胖者，更加重足部负担，足跟痛在所难免了。

跟痛症虽是小毛病，但影响人们的行走和日常活动，有时使你寸步难行，做事心有余而力不足。因此，必须快去医院治好。

## 为什么下肢痛要排除痛风病?

我们知道，下肢痛原因众多，以关节炎引起者最常见。但是不要忘了，有一种疾病叫"痛风"，近年在中老年人群特别是肥胖者中多发，常被误认为一般的关节炎或腿部软组织疾病。这是需要我们警惕的。

痛风的发生是由于体内尿酸代谢不正常而引起的疾病。常在夜间突然发病，多数病人表现为下肢单个关节突然发生剧烈疼痛，关节部位皮肤出现红肿、发热，局部压痛明显，下肢活动受限。发病时，全身感觉酸软、乏力。急性发作症状经治疗可在1～2周内逐渐缓解消退，但易复发，有的间隔几个月，也有几年后再次发作的。多与不注意饮食有关，如大量喝啤酒、吃海鲜等。

痛风一般分两种：原发性痛风和继发性痛风。前者多见，原因是体内嘌呤代谢发生紊乱，产生过多的尿酸，释放到血液中，多沉积在踝、膝等关节中，进而损伤关节及其附近组织，形成痛风性关节炎，有的出现"痛风石"。患者最大的痛苦是关节疼痛，难以走路。继发性痛风则多因慢性肾病所致，使尿酸不能经过肾脏排泄出体外而蓄积在体内，引起痛风病。

所以腿痛患者切勿"病急乱投医"。为排除痛风病，应到医院作专项检查。方法是查血液中的尿酸含量。取空腹静脉血2ml，用尿酸酶－过氧化物酶偶联法。正常尿酸参考值：男性 150～420mmol/L；女性：90～360mmol/L。痛风病人或慢性肾病患者血液中的尿酸含量明显增高。经医生确诊痛风后，即应进行专病治疗，困扰你很久的腿痛，有可能从此迎刃而解。

## 脊柱常见肿瘤有哪些？其发病特点是什么？

脊柱肿瘤及其引起的肿瘤性腰痛，更值得人们高度重视。由于它隐蔽性强，又不多见，即使脊柱有了剧烈疼痛、活动明显受限等异乎寻常的情况，患者也不愿多往这方面想，抱着一种侥幸心理，这就容易使一些人丧失警惕，贻误病情。

脊柱肿瘤一般分原发性和继发性（转移性）两种。有部分恶性肿瘤，一开始就长在脊椎里，叫"原发性脊椎肿瘤"；另一些则由别的部位的恶性肿瘤转移而来，被称为"转移性脊椎肿瘤"。目前常见的原发性肿瘤有：骨血管瘤、骨巨细胞瘤、骨髓瘤和脊索瘤等。转移性脊椎瘤则常来自肺癌、甲状腺癌、乳腺癌、胃癌、肾癌、宫颈癌、前列腺癌和直肠癌等，这些癌肿有的早就发生骨转移，多位于腰椎，开始出现症状时，表现为腰背部疼痛和放射性神经痛，往往被误认为是腰肌劳损或腰椎间盘突出症。

无论是原发性，还是转移性脊椎肿瘤，其最大特点，就是癌灶悄无声息地潜伏在你的脊椎里，慢慢发病，渐渐长大，而你自己则往往毫无察觉。由于脊椎本身没有感觉神经，瘤子开始繁殖的时候，一般不出现任何症状，难以让人在早期感觉到它的存在。待至椎体被破坏到一定程度，相邻的椎骨受到侵蚀，挤压到神经根或马尾神经时，才产生明显的、让人感到非同寻常的腰背痛。而此时上医院检查治疗，往往为时已晚，患者因此会大吃一惊。

因此，若发现无任何外伤史的持续性腰痛，且呈进行性加重者，应立即上医院检查，千万不可麻痹大意。

## 哪些行业易发生腰腿痛病？发病的年轻化趋势体现在哪里？

据专家们抽查上海、深圳和无锡等地近1200位中年人健康状况后的报告，发现经常腰酸背痛者占62%，仅次于多梦、失眠和难以入睡等病状。这说明，腰酸背痛已成为当今职业健康的危害之一。还有一项调查显示，慢性腰肌劳损在城市新兴行业人群中的发病率为10%~20%，在某些行业中更高达50%。这些报告提示我们，要充分认识腰腿痛病的危害性，高度重视腰腿痛病的防治，并采取切实可行的对策。

腰腿痛病发病率较高的行业为：长期在金融、咨询、传媒、服务等领域工作的人员，包括科技、新闻、广告、办公室人员、教师、演艺人员、出租车司机、售货员和家庭主妇等。由于他们在工作中长期保持同一种姿势，难免会出现肌肉关节不适和腰酸背痛等情况。虽然疼痛常常可以忍耐，不会致命，但日积月累，不加以处理，不仅会导致肌肉关节的慢性劳损，还会使人情绪低落，工作效率降低，生活质量下降。因此，上述行业人员主动积极地防治腰腿痛病，是保障健康、提高体质和有效地完成工作任务的合理选择之一。

据调查，目前腰腿痛病的发病率有年轻化趋势，具体体现在以下四类年轻人群体。

一是长期保持不良工作姿势的年轻人。如不熟练的机械操作工；长期维持单一体位操作者；以及肢体长时间受震动或颠簸者。

二是久坐不动的青年人。如电脑打字员、会计、银行服务员、文书和长途驾驶员等。

三是体形瘦长的年轻人。此类人腰背肌薄弱，但身体重心高，腰椎活动时不易稳定。

四是女青年。其腰背痛发生率比男青年多 3 ~ 4 倍。专家指出，这是因为女性肌肉、韧带等结构强度先天不如男性；怀孕、分娩更使骨盆韧带松弛；雌激素水平下降、盆腔内疾患、爱穿高跟鞋和家务劳动多等，也都成为引起腰骶痛，增加腰腿痛发生率的因素。

为此，要从年轻人，特别从年轻女性开始，及早抓好腰腿痛病防治工作。要养成良好的工作姿势，多参与活动与锻炼，增强腰背肌力与脊柱的稳定性，减少腰腿痛病发病率。千万不要到了中老年，已患上严重的腰腿痛病后，再来讲防治，那就晚了。

## 青少年应特别提防哪几种脊柱器质性病变?

有的家长带孩子门诊时，常常问医生："我的孩子为什么总喊腰背痛?"是的，这问题应该问，值得问。因为在日常生活中，若孩子没有受不良姿势影响，或无外伤等情况，是很少发生腰背痛的；现在总说腰背痛，就值得你警惕了，会不会在这孩子的脊椎等处或邻近部位发生了意想不到的毛病。此时，家长或老师不能再熟视无睹，麻木不仁，快带孩子到医院检查。

提起青少年腰背痛，一般情况下人们较多想到的是腰外伤，包括腰肌扭伤、挫伤和腰椎小关节紊乱等。这也符合实际情况，因为青少年喜欢运动，这些腰伤的发生率确实较高。但专家提醒大家，不要因此而忽略青少年脊椎隐性器质性病变的存在。

青少年应特别提防脊柱 4 种最易发生的器质性病变。

其一，脊柱结核。其发病率占全身骨关节结核的第一位，多发于 2 ~ 5 岁的儿童。由于小儿脊柱血液循环丰富，机体任何部位的炎症均可通过血液波及脊柱，引起脊柱炎症，一旦感染结核菌，就可能引发脊柱结核病。患儿在该病早期表现为消瘦、纳差、午后潮热、盗汗、夜啼等，病变累及脊柱时，患儿即感腰背部疼痛，不敢弯腰。脊柱结核若得不到及时治疗，结核物质包括脓汁、死骨、肉芽组织、干酪样物质，以及坏死椎间盘等，就会直接压迫脊神经，可造成患儿瘫痪。

其二，脊柱畸形。这是青少年腰背痛常见原因之一。幼儿、少年是人体生理结构生长发育最快的时期，此时脊柱发育为适应人体行走的需要，会发生相应变化，可塑性较大，甚易受外界因素的影响。因此，这一时期除了先天性半椎体、特发性脊柱侧弯等病理因素造成的病态外，少儿某些不正确的坐、卧、行姿势，也都可能导致脊柱畸形，如龟背、侧弯等，并产生腰背痛。早期轻度畸形往往不容易被家长察觉。为此，家长在为孩子换衣、洗澡时应提高警惕，仔细察看，及时发现问题，请医生矫正。在早期脊柱轻度侧弯时期，首先要注意护理，教育少儿养成健康的姿势和保持良好的形态，同时，应根据不同原因采取锻炼、支架和电刺激等治疗方式予以纠正。如果脊柱畸形已发展到严重期，应及时施行矫形手术治疗，以防脊柱过度畸形所引起的呼吸、循环及神经功能损害。

其三，强直性脊柱炎。一位青年最近早晨醒来，常常感到腰背疼痛，有时腰骶部僵硬，活动片刻疼痛就减轻了。他自以为是白天劳累所引起的腰骶部损伤，也就没太在意。数周后，他的腰背痛愈加明显，竟然发展到难以弯腰、走路。不得已上医院做拍片等检查，被医生确诊为强直性脊柱炎。这是一种主要侵犯脊柱及骶髂关节等的慢性进行性炎性疾病，好发于 15～35 岁的青少年，男女比例为 9∶1，且与遗传有关。因此，青少年必须注意，当出现腰背僵痛，同时伴有骶髂关节或足跟痛时，要想到强直性脊柱炎的可能，尤其男性。本病至今尚无特效疗法。目前临床上较新的治疗手段是磁钙疗法和激惹疗法，可取得一定疗效。

其四，脊柱肿瘤。青少年中脊柱肿瘤并不少见，也可以引起腰背痛。如儿童的骨嗜异红细胞肉芽肿，可经血液、淋巴液侵犯多个椎体；动脉瘤样骨囊肿则好发于椎体、椎板和棘突；骨巨细胞瘤、骨纤维异样增殖症等，也常发生于青少年脊柱。

因此，早期排除或正确诊治这四类疾病，就显得异常重要了。

值得强调的是，大多数青少年少有腰肌劳损和骨关节炎等慢性病，因而一旦发生持续的、进行性加重的腰背痛，就应警惕隐匿的脊柱器质性病变的存在，丝毫不可掉以轻心。在这方面，家长与教师对未成年孩子负有更多观察、督促的责任。

## 脊柱的解剖生理特点是什么？

我们了解脊柱的解剖生理特点，是为了充分认识颈肩腰腿痛的病因，有利于掌握防治疾病的主动权。

脊柱是人体的"主心骨"或"脊梁骨"。它的功能是多方面的。既保护脊髓和神经根，还支持体重、传递重力，又参与胸、腹、盆腔的构成，而且是骨骼肌的附着部。一旦脊柱受到损伤或染上疾病，则会"株连九族"，多米诺骨牌似引发全身疾病，严重者还会"忽喇喇似大厦倾"，导致人体"坍塌"，即瘫痪。

脊柱共有 26 个椎骨，其中颈椎 7 个，胸椎 12 个，腰椎 5 个，骶骨 1 个和尾骨 1 个。椎骨的结构由椎体、椎弓、棘突与横突、小关节突和椎间盘组成。椎间盘有 23 个，约占脊柱全长的 1/3。

正常脊柱各段均具有一定弧度，称为生理曲度。胸段及骶段凸向后方，颈段和腰段突向前方。脊柱的弯曲可协助椎间盘减少振荡，但使支撑力减弱，在弯曲交界处易产生损伤（如胸 11～12、腰椎 1 等）及慢性劳损（颈椎 5～6 及腰椎 4～5 等），成为颈胸腰背痛的易发部位。

　　脊柱的关节及韧带较多。关节有：关节突关节、钩椎关节、椎间盘（也是关节）、腰骶关节和骶髂关节。韧带包括：前、后纵韧带，黄韧带，棘间及棘上韧带。脊柱韧带众多，长短不一，具有强大韧力，好似脊柱上的"钢筋"，刚柔相济，保持脊柱的稳定性与灵活性的统一。美中不足的是，这些韧带在腰骶交界处比较薄弱，容易受到损伤而引起腰痛。

　　与韧带相伴，对脊柱起支撑作用的另一股力量是强大的腰背部、胸腹部和臀髋部肌肉。特别是骶棘肌，又称"伸脊肌"、"竖脊肌"，长大而有力，为伸腰和转腰提供动力。如果这些肌肉出了问题，则椎间关节或韧带也因此受到挤压和牵拉而引起腰痛。

　　脊髓位于椎管内，上与延髓相接，下与马尾相连，自上而下共分出31对脊神经：颈段8对，胸段12对，腰段5对，骶段5对，尾神经1对。在脊髓圆椎以下的腰骶神经根集束成为马尾，马尾由腰2开始至骶、再至尾节，共10对神经根组成。神经的分布和颈肩腰腿痛有着直接的关系。脊柱哪个部位的椎骨或肌肉受到损伤，压迫了神经根，该神经根即将信息通过脊髓传递到大脑，大脑即下令释放一种致痛物质，引起腰痛反应。

　　明白了脊柱的基本结构和生理特点，我们在防治颈肩腰腿痛时就会抓住重点，即解剖、生理上的薄弱环节，进行有针对性的防护或防范，操作会更理性、更科学，因而也更有效。

## 颈肩腰腿痛的致病因素有哪些？

　　为准确地对颈肩腰腿痛作出诊断，我们还应熟知引起颈肩腰腿痛的各种致病因素。从宏观上看，大体有以下六方面。

　　（1）先天性因素：脊柱先天性畸形是胎儿时期脊柱发育异常造成的，大多数发生在腰椎和骶椎。这些畸形对腰骶部的骨性结构造成了先天性缺陷，削弱了脊柱的稳定性，使腰背肌的运动不平衡、不协调，因而可能使脊柱及其附近的结构较容易受到损伤、挤压和牵扯，导致各种急慢性腰腿痛。

专家指出，真正因腰骶椎畸形引发的腰痛症状并不多见。据统计，约有 1/3 的健康人存在着不同程度的腰骶畸形，平常没有任何症状，只是在受到外伤或因其他疾病做 X 线检查时才被发现。因此，脊柱先天畸形并非都能引起腰痛的。

常见的脊柱先天性畸形有：隐性脊柱裂，腰椎骶化，骶椎腰化，腰椎管狭窄症，腰椎滑脱，先天性短颈和脊柱侧弯等。

（2）外伤性因素：外伤性颈肩腰腿痛的来源包括急性外伤和累积性损伤两种因素。各种直接暴力、间接暴力或肌肉、韧带的牵拉所致的脊椎骨折、脱位和小关节肌肉损伤等引起的疼痛，为急性创伤性颈肩腰腿痛。因劳动、运动、生活、工作和学习中的不良体位日积月累形成的颈肩腰腿肌劳损所致的疼痛，为慢性累积性劳损痛。专家强调，任何超限的外力、负载、频率及活动范围，均可加重颈肩腰部肌肉、韧带和骨关节的应力，机体为了代偿，相关肌肉不得不持续处于紧张或痉挛状态，久而久之，肌肉、筋膜、韧带甚至脊椎关节必然会发生急性或慢性病变。

常见的外伤性颈肩腰腿痛有：落枕，肩袖损伤，急性腰扭伤（也称"闪腰"或"岔气"），腰肌劳损，腰椎后关节紊乱症，骶髂关节扭伤，棘上韧带损伤，棘间韧带损伤，脊椎骨折，第三腰椎横突骨折和棘突骨折等。

（3）炎症性因素：引起颈肩腰腿痛病变的炎症性因素包括两方面：一是由特异性感染源引发的颈肩腰腿部骨、关节及软组织感染性炎症，如伤寒、梅毒、结核，以及各种化脓性细菌对机体侵犯形成的感染性炎症，如骨髓炎等，均可导致颈肩腰腿痛。二是因创伤、劳损、寒冷、潮湿和肌肉痉挛等因素引起的软组织无菌性炎症，病变部位充血、水肿、渗出和纤维组织粘连，也会导致颈肩腰腿痛。

常见的无菌性炎症引起的颈肩腰腿痛有：颈椎病（颈型，神经根型），肩周炎，强直性脊柱炎，腰背部筋膜纤维织炎和骶髂关节致密性骨炎等。

（4）退行性因素：人体发育成熟后，体内物质的新陈代谢率有所下降，致使组织器官的性能和结构发生一系列衰老性变化，即退行性改变。脊柱的退变涉及骨骼、软骨和软组织。先见于椎间盘的脱水、变性及容积减少所引起的脊柱不稳，接着继发髓核的突出或脱出，韧带、骨膜的撕裂，使韧带与椎间盘间隙形成血肿，继而椎体边缘骨刺形成，以及肌腱、韧带、关节囊等纤维组织变性、断裂，导致纤维组织增生等。退变随年龄增长而逐渐加剧，往往超出代偿能力，破坏脊柱力学平衡，导致颈肩腰腿痛症状。脊椎退行性改变引起疼痛的比例在颈肩腰腿痛病人中占大多数。

退行性变的病症有：颈、腰椎间盘突出症，退行性脊柱炎，骨质疏松症，老年性脊柱后凸畸形（驼背），假性脊椎滑脱和继发性腰椎管狭窄症等。

（5）肿瘤性因素：就脊柱肿瘤而言，若以性质来分，有良性和恶性两种肿瘤；按起源分，有原发性肿瘤和转移性肿瘤，也分两类。不过无论是原发还是继发，一般多为恶性肿瘤。脊柱恶性肿瘤的疼痛剧烈，进行性加重，后果严重。在有关章节，我们还会专门就肿瘤作介绍。

（6）内脏疾病牵涉性因素：全身各系统疾病均可波及脊柱，包括消化系统、泌尿生殖系统、呼吸系统、循环系统、内分泌紊乱、代谢障碍和妇科疾病等，均可影响颈肩腰腿部，出现疼痛等症状。

颈肩腰腿痛的 6 种致病因素，可以交叉或重叠存在，不会都是单独出现。因此，颈肩腰腿痛绝非一些人想象的那么简单，作为一个症候群，容易让人眼花缭乱，辨不清方向，必须透过现象，找出真正的病根，然后对因下药。切忌就事论事，张冠李戴。

# 症状篇

## 各型颈椎病的临床表现如何?

颈椎病一般分为颈型、神经根型、脊髓型、椎动脉型、交感型和混合型6种，各有不同的发病原因和临床特点。

（1）颈型颈椎病。又称"韧带关节囊型颈椎病"。"落枕"为该病代表之一，常呈急性发病。睡眠时枕头高低不合适或睡姿不当；颈椎旋转超过自身限度；或颈椎较长时间弯曲，致部分椎间盘突向伸侧；等等，都会不同程度地刺激神经根，引起颈部疼痛。另外，颈部肌肉因受寒出现风湿性肌炎，或肩背部劳损，或颈部突然扭转等，均可产生颈型颈椎病症状。

颈型颈椎病以颈部酸、痛、胀及沉重板结感为主，常在早晨起床时抬头困难，约半数以上患者的颈部活动受限或强迫体位。病程可持续数月乃至数年，且常反复发作，时轻时重。

（2）神经根型颈椎病。此病是颈椎综合征中最常见的一种，发病率最高，占颈椎病的60%左右。本病主要是颈椎间盘及椎体后方骨刺向颈椎后外方突出，刺激或压迫相应神经根的结果。尤以下部颈椎，即第4至第7颈椎段最易发生。

神经根型颈椎病患者多数在30岁以上，慢性病程，反复发作。根性疼痛是本病主要症状，有时呈刀割样疼痛，多数为持续性隐痛或酸痛，可以向不同部位放射，如头、颈、肩、臂、前胸乃至手指，多局限于一侧。当咳嗽、喷嚏，或上肢伸展，或颈部过屈、过伸时，均可诱发或加剧疼痛。部分患者手指端有麻木感或蚂蚁爬行感。夜间症状加重，影响睡眠。

（3）脊髓型颈椎病。由于颈椎管狭窄，使颈髓受到压迫或损伤，引起一系列脊髓症状。其发病率较低。颈椎管狭窄的原因可能为：先天发育不良；椎间盘突出；椎体后方较大骨刺；黄韧带增生肥厚等。

根据颈髓受损的部位、程度及临床表现，可将脊髓型颈椎病分为中央型、椎体束型和横贯型3种类型。

中央型又称"上肢型"，表现为一侧或双侧上肢麻木、乏力，手指伸屈活动不能自如，有的患者手部骨间肌及鱼际肌萎缩，受累肌肉的肌张力及腱反射减弱或消失。

椎体束型是在中央型颈椎病病变的基础上加重症状，为缓慢进行性的双下肢麻木、发冷、疼痛和乏力，行走飘然如踩棉絮，步态蹒跚，易跌跤。早期呈间歇发作，后期则症状加重，并转为持续性，症状多见于双侧下肢。

横贯型也是中央型病变的继续和扩展。表现为胸部以下感觉麻木，严重者可出现大小便功能障碍。

（4）椎动脉型颈椎病。由于椎动脉受到压迫，引起其供血不足，产生一系列椎动脉受压或受阻症状。椎体骨刺压迫、横突孔变小或横突孔排列紊乱等因素，刺激椎动脉周围交感神经，使椎动脉痉挛，或管腔狭窄，造成椎动脉－基底动脉供血不足，引起头痛、眩晕和视觉障碍等一系列症状。

椎动脉型颈椎病是中老年人的常见病。50岁以上如有头晕、头痛者，半数与本病有关。70%的颈椎病患者，其椎动脉受到不同程度的刺激或压迫。

（5）交感型颈椎病。本病为颈椎退行性改变直接或间接反射性地刺激颈椎旁的交感神经，使其受累所致。病变涉及患侧头部、上肢及上半身躯干，表现出范围广泛的一系列复杂的兴奋和抑制症状。

长期的交感神经功能失调，会使关节周围软组织挛缩、纤维化，进而使关节骨质疏松、钙化或关节强直，诱发肩关节周围炎、肩－手综合征等疾病。因此，对交感型颈椎病，同其他颈椎病一样，要及早确诊，积极治疗，以防恶化。

（6）混合性颈椎病。本病实质上是上述各类颈椎病的不同组合。在临床所见的颈椎病患者，除颈型颈椎病一般单独成病外，其他几型颈椎病多数呈混合型。其症状多以某一型为主，但总体而言，症状较为复杂，不典型。混合型颈椎病在临床上较为多见。

## 肩周炎有哪些主要症状？

肩周炎的主要症状为：

一是肩部疼痛。疼痛可以是阵发性，也可是持续性。严重肩痛者痛到手指不能触其肩部。疼痛往往向颈、耳、上臂、前臂和手部放射。昼轻夜重，有的常常半夜痛醒或夜不能寐。

二是肩部活动受限。不能展肩、摸背、梳头、插裤袋、系腰带，连漱口洗脸也有困难。活动受限尤其表现在肩关节外展、外旋、内收及后伸困难。疼痛常可因天气变化或劳累而诱发。

三是肩部肌肉萎缩。检查时，可见肩部肌肉轮廓缩小，尤其是三角肌，萎缩明显，其他肩周肌肉同三角肌一样，会不同程度地发生废用性萎缩，尤其在肩周炎的后期。

四是肩部有压痛点。痛点或局限，如肱二头肌长头附丽区；或广泛，如肩关节周围均可有压痛点。

以上就是肩周炎的主要临床表现。肩周炎发病缓慢，病程较长，需抓紧治疗，多可痊愈。

## 网球肘的发病特点是什么?

网球肘有以下发病特点。

一是易发人群与职业有一定关系。即此病好发于前臂劳动强度较大的工种,绝大多数为中年人,右臂多见。除多发于网球、乒乓球、羽毛球运动员外,还常见于纺织女工、砖瓦工、陶瓷工、木工、竹工和绒线编织工。家庭妇女中家务劳动繁重者,其网球肘也不鲜见,特别是经常洗衣服、抱孩子和做饭炒菜的妇女,网球肘发生率更高。

二是一般都有慢性外伤史。有长期、反复或经常、连续的肘部关节内旋或外旋发力史,于不知不觉中渐渐累积伤势,最终导致肘部慢性伸肌总腱附丽区的劳损,这种诱发网球肘的外因往往是不可缺少的,即使有时患者自己意识不到。

三是特殊情况下可加重网球肘病情。专家指出,若网球肘患者全身抵抗力降低,如体质虚弱,发生老年性退行性变等;或者其近期内患过其他疾病或产后等情况下,都可以使肘部的生理性应力变为伤力,会加剧网球肘症状。此时,患者应特别注意劳逸结合,少做或不做前臂劳动强度大的工作或家务。

## 手足部腱鞘炎有哪些症状?

以屈指肌腱鞘炎和桡骨茎突狭窄性腱鞘炎为例。多见于手工劳动者和家务繁忙者。起病缓慢,逐渐加重。

早期仅于晨起或工作劳累后手指活动受限,掌指关节的掌侧局限性酸痛;随着病程进展,因腱鞘狭窄,肌腱受压后呈葫芦状膨大,当肌腱滑动时,膨大部分不能或难以通过狭窄的腱鞘,勉强通过时则发生扳机样动作或弹响,此现象在晨间明显,疼痛加重。手指屈指肌腱鞘炎多见于拇指、中指和环指,病变发生于与掌骨头相对应的屈指肌腱纤维鞘管的起始处。

　　桡骨茎突狭窄性腱鞘炎也多见于手工劳动及家务劳动者，女性居多。起病缓慢，逐渐加重。在桡骨下端茎突处，外展拇长肌和伸拇短肌有一共同的"家园"——腱鞘管，长约 7～8cm，是本病的好发部位。桡骨茎突处腱鞘的急、慢性劳损或受寒冷刺激，是导致狭窄性腱鞘炎的主要病因。两肌腱长期被约束在狭窄、坚硬和不平坦的鞘内活动，频繁运动时，极易受伤。主要表现为桡骨茎突处局限疼痛或肿胀；疼痛可放射至手、肘、肩等处；腕及拇指活动可使疼痛加重，伸拇受限。

## 胸廓出口综合征有何发病特点？

　　本病多见于 30 岁以上的女性患者。发病缓慢，肩下垂者多见。患侧颈肩臂痛向手的尺侧放射，尺神经分布区可有感觉过敏，有的则有发麻、沉重感，常因手或上肢活动的持续而加重。神经受压时，除有上述症状外，还有手的握力减弱，精细协调动作不灵活；动脉受压时，肢体发凉、怕冷，易疲劳。

## 腰椎间盘突出症的症状、体征有哪些？如何分型？

　　腰痛是腰椎间盘突出症的最早也是最主要的症状。腰痛可突然发生，也可逐渐产生。腰痛的性质可为钝痛、绞痛、剧痛、针刺样痛。大多患者在腰痛的同时，伴下肢放射性疼痛——麻痛或抽筋样痛。疼痛自臀部开始，沿下肢向下，直至足趾。当行走、站立，或腹压增加，如咳嗽、喷嚏、大小便用力时，会加重腰痛。痛可至一侧或双侧下肢。

　　腰椎间盘突出症的主要体征为：80% 以上患者的腰椎有功能性侧弯；腰椎各个方向的活动功能受限；患椎旁压痛，并向下肢放射；直腿抬高试验阳性；70%～80%的患者膝腱反射或跟腱反射异常；跛趾背伸力减弱；股四头肌或小腿三头肌肌力下降，或肌萎缩；小腿外侧或足背感觉迟钝等。

腰椎间盘突出症根据髓核突出的部位与方向不同，可分为椎体型和椎管型两大类，以后者多见。髓核穿出纤维环向椎管方向突出，为椎管型，其又可分为后中央型和后外侧型两种，以后外侧型为常见，突出物压迫神经根引起充血、水肿、变性，出现腰痛、下肢放射痛等相应症状。若髓核沿脊柱纵轴方向，向上或向下突入相邻椎体内，则为椎体型，比较少见，危害性也小。

## 腰椎管狭窄症的发病特点如何？

本病多见于中年以上的患者，80%为40～60岁，体力劳动者占70%，男多于女。发病缓慢，病情呈进行性加重。

间歇性跛行，是腰椎管狭窄症的发病特点之一，也是最突出的症状。因马尾神经受压所致，又称马尾间歇性跛行。其行为特点为：走路—下蹲（休息）—走路，如此反复；安静无症状—短距离行走有症状—安静（蹲坐）症状消失，也是相应循环反复。腰椎管狭窄症患者站立时疼痛最严重，休息（下蹲，坐下，卧床）片刻即好转，故患者最怕走路。夜间睡眠时则毫无痛感。走路十分吃力，而骑车非常轻松，这强烈的反差，是本病的一个典型特征，可与腰椎间盘突出症相鉴别。

主观感受与客观检查相矛盾，是本病的又一特点。自觉症状严重，主观感到腰痛厉害，主诉甚多，但平卧检查时阳性体征很少。腰部后伸活动明显受限，并引发疼痛。咳嗽、打喷嚏等动作，使椎管内压力增高时，腰部症状会加重。

腰椎管狭窄症的第三个发病特点是，可出现"三症状"：一是马尾神经受压症状：重者马鞍区（会阴部）皮肤麻木；大小便功能障碍；下肢不全瘫痪等。二是神经根受压症状：双侧下肢麻木，步行时加重，休息后缓解；直腿高举试验阴性。三是腰部症状：腰痛，乏力，易疲劳，但屈颈试验阴性。

椎管内造影、CT 和磁共振检查，可帮助明确本病诊断。CT 检查较为可靠。

## 腰椎小关节紊乱症的特征是什么？

腰椎小关节紊乱症有一个显著的特点，就是痛起来要命，一旦得到复位，疼痛马上减轻甚至消失。腰椎与颈椎的小关节为紊乱症好发部位。小关节滑膜嵌顿与小关节半脱位可同时发生，也可单独存在。

发病者多为青壮年工人、农民、搬运工人、装卸工或偶尔参加体力劳动者。在弯腰前屈或旋转运动后，有直腰时突然发生腰痛的病史。

患者表现为下腰部疼痛，可有向臀部、大腿或骶尾部的牵扯痛，但没有向腿部放射的感觉。无神经根刺激症状。晨起翻身时腰痛加剧，稍事活动后疼痛可减轻。检查时腰肌痉挛，腰后伸障碍，多表现为屈身侧弯、不能随意活动的特殊体位。脊柱出现代偿性后凸和侧弯；腰骶部小关节处压痛明显；双拇指触诊有时可触及患椎棘突偏歪、韧带钝厚。

本病一旦发生，因腰部剧烈疼痛，病人常常不敢活动。但稍事休息或自我弯腰、下蹲数次，常能起到自我缓解的作用。不过大多数病人还须去医院正规治疗，不要自作主张。

## 腰椎滑脱有何表现？

腰椎滑脱是腰椎不稳的常见原因，腰椎不稳则是腰椎滑脱的后果之一。腰椎滑脱的临床表现主要有以下几方面。

一是腰部软弱无力，难于支撑身体，不能久站或远距离行走。

二是腰骶部疼痛，疼痛有时会突然发生；疼痛性质可为酸痛、牵拉痛或钝痛；站立或弯要时加重；若改变体位，推拿或卧床休息后，症状可很快消失。

三是腰部僵硬前屈，不能自由活动，尤其难以后伸腰部。

四是出现间歇性的下肢神经症状：臀部、大腿可出现疼痛、麻木或烧灼感，少数人产生尾骨痛，还有向下肢的放射痛；有运动或感觉障碍，甚至影响大小便。

腰椎滑脱导致腰椎不稳的症状一般没有规律，来去无踪，取某种姿势或稍活动后，症状会自行缓解。究其原因，是由于腰椎正常解剖结构松动、位移、不稳，相邻椎节出现异常滑移，难以复位，更难固定，所以常常在不经意间刺激相关神经或神经根，使上述症状频频出现，较难控制。

## 腰肌劳损的症状如何？有哪些发病原因？

本病的主要症状是腰部疼痛，表现为局部慢性间歇性或持续性腰部酸痛。休息时减轻，劳累时加重；适当活动或经常改变体位时减轻，过度活动又加重。弯腰功能受限，弯腰过久疼痛加剧；腰部棘突两侧的骶棘肌有压痛点，多位于第3腰椎横突；时有骶棘肌痉挛。腰痛常与天气变化有关，气温过低或湿度太大都可促发或加重腰痛症状。脊柱一般无侧弯畸形。

腰肌劳损的发病原因很多，常见的有以下几种。

（1）积累性损伤：由于工作、学习中长期姿势不良，使全部或部分腰背肌处于紧张收缩状态，发生腰背肌疲劳性损伤。如汽车司机、纺织工人、搬运工人和翻砂工等群体发病率较高。长期睡软床、穿高跟鞋等，也会引起腰肌劳损。

（2）急性腰扭伤后遗症：若急性腰扭伤治疗不及时，处理不当；或不正确的推拿加重损伤；或损伤后的肌肉、筋膜、韧带修复不良，产生较多的疤痕和粘连等，均可导致腰肌劳损。

（3）肌筋膜无菌性炎症：长期弯腰工作或学习，腰肌长期处于牵张状态，出现痉挛、缺血、水肿和粘连等，属无菌性炎症表现，引起腰痛。

（4）风、湿、寒刺激：寒冷潮湿可使机体的耐受力降低，肌肉血管收缩，刺激神经，产生腰痛。

（5）先天畸形、结构性缺陷和腰椎不稳等，可使腰背肌活动不协调、不平衡，导致劳损，产生腰背痛。

本病对患者生活和工作有一定影响，易导致患者性情急躁，情绪低落，少数人因久治无效而放弃治疗，结果使症状进一步加重，更难治愈。腰肌劳损重在预防和坚持治疗。

## 脊柱隐裂的症状明显吗？产生腰痛的原因是什么？

一般情况下，脊柱隐裂无明显症状。80%以上的病例在临床上无任何主诉，也无体征可见。但是，存在隐裂的人腰部扭伤后，容易发生腰部酸痛、无力，可持续存在。少数成年患者可有下腰痛；或伴发遗尿、阳痿；腰骶部皮肤可有色素沉着，生出丛毛或有小陷窝；皮下可有脂肪瘤或大量纤维、脂肪组织。

脊柱隐裂产生下腰痛的原因是：该处发生的脊柱裂隙、棘突缺如或游离棘突，使紧紧连接椎板之间的黄韧带、棘间韧带和棘上韧带，以及大小长短不等的骶棘肌及其筋膜，缺乏附着点或依附不牢靠，从而减弱腰骶关节的稳定性，并使韧带、肌肉的张力和耐力减弱。在腰骶部活动较多、负荷较大时，可产生慢性劳损，致使原来较为隐蔽的症状逐渐显现。

脊柱隐裂也有伴遗尿、阳痿者，多数因病变处有纤维瘤或脂肪瘤长期压迫神经根，或系裂隙边缘的骨质增生压迫马尾神经所致。

应当指出，许多人虽然X线片上提示有脊柱隐裂，但没有腰痛症状。出现症状，多数是因外伤或慢性劳损的关系。

没有症状的脊柱隐裂，一般无需特殊治疗。长期有腰酸、腰痛症状者，应进行腰背肌训练，以增强腰部肌肉的力量，借以弥补脊柱局部牢固性、稳定性的不足。倘若严重疼痛，影响腰骶关节活动者，可做脊柱融合术，将脊柱裂附近的若干脊椎固定在一起，基本可解除疼痛。

脊柱隐裂患者发生急性腰扭伤时，应卧床休息。从事较重的体力劳动时，可应用腰围保护，防止发生意外扭伤。

### 移行腰骶患者有何症状？病根在哪里？

通常情况下，移行腰骶患者，即腰椎骶化或骶椎腰化，自胚胎起就存在，是一个脊柱发育缺陷，但随着儿童发育成长，其腰部肌肉逐渐丰厚、强壮、有力，就可以代偿脊柱的这些先天不足，加上两侧移行若对称，在青少年时期几乎没有症状。以后随年龄增长体质下降，或肌力减弱，再遭受难以避免的各种外伤、劳损、磨损及退变，到成年的某个时期就往往会产生症状。

下腰痛或下肢痛是移行腰骶最常见的临床症状。腰痛常呈间歇性急性发作，活动后加重，休息后减轻。腰痛的原因为：假关节周围软组织充血、水肿、增厚，刺激或压迫周围末梢神经；这种畸形使腰骶关节发生退行性变，肌肉、韧带产生劳损；过于肥大的横突在腰部向同侧侧屈时，可产生损伤性炎症。下肢痛的分布区域不明确，膝、踝反射正常。

坐骨神经痛是移行腰骶的另一常见症状。由于移行腰骶间的椎间盘发育不全，活动受限，使其上一个或下一个椎间盘负担加重，易造成这些椎间盘的退变及椎间盘突出，压迫腰骶神经根；

移行腰骶周围软组织充血、水肿、增生等炎症反应也可使神经根及其分支受刺激或受压，从而产生坐骨神经痛症状。

对移行腰骶患者进行体检时仅有局部压痛点或叩痛，有时可伴发患侧下肢的放射痛。X线摄片为主要诊断依据，腰椎骶化可分为单侧畸形、双侧对称性畸形和双侧不对称性畸形。骶椎腰化大多为双侧畸形。

移行腰骶产生上述症状的根源在于：如腰椎骶化，腰椎数目减少，其他腰椎的负荷就会加重；长大的横突与骶骨、髂骨摩擦，会形成假关节，发生滑膜囊炎症；腰5骶1间的椎间孔变小，使腰5神经根受压；单侧腰椎骶化造成两侧不对称，容易造成椎骨负重不平衡，神经根受压，出现腰痛等症状。骶椎腰化使腰椎数目增加，也就增加了腰段脊柱的长度，使其活动范围增大，骶棘肌和椎间韧带的张力减低，导致腰椎稳定性减弱，也会引起部分人的慢性腰骶部疼痛。

完全性移行腰骶患者，症状较轻，不需特殊治疗。不完全性移行腰椎患者，若活动过多或外伤后引起的腰骶痛，一般采用保守治疗，积极进行腰背肌锻炼，辅以理疗、推拿和针灸治疗，可增强肌力。症状严重者，配戴围腰保护。

## 坐骨神经盆腔出口狭窄症的主要表现有哪些？

本病的主要临床表现为：一是在病史方面，有外伤史或受风寒史，或盆腔慢性感染史；二是其疼痛主要表现为干性坐骨神经痛；三是检查局部，一般压痛点位于坐骨神经出口处（环跳穴），且沿坐骨神经干走行向下放射；四是屈颈试验阳性，下肢内旋试验大多阳性；五是组织液压测定：若患侧坐骨神经周围压力试验高于健侧50%以上者，有诊断意义，主要用于某些诊断困难者。六是其他辅助检查：X线平片多无阳性所见；酌情做肌电图、神经传导速度等测试，可供参考。

## 膝关节半月板损伤的特点如何？

本病早期膝关节疼痛、肿胀、积液；内侧或外侧关节间隙局限压痛，膝活动受限。后期可出现患肢无力，长期隐痛；走路不稳，跛行，上下楼梯或蹲下起身时困难。有时膝关节出现"交锁"现象：当膝处于半屈状态或做某种旋转运动时，膝突然被"卡"住在固定体位，不能屈也不能伸，并引发剧烈疼痛；经自行活动或被人牵引后有"解锁"感，膝又可恢复活动了。由于长期疼痛，影响患肢活动，股四头肌会发生萎缩。有时可在活动膝关节时听到弹响。

## 跟痛症的症状是什么？跟痛分哪几种？

跟痛症是以跟部跖侧痛或跟后痛为主要症状的一种疾病。其临床表现主要有：局部持续性疼痛、刺痛、酸痛，活动时加剧，尤其提起足跟向前正步走时；下肢小腿三头肌肌力、肌张力减弱，乃至肌肉萎缩；踝关节活动受跟，跟腱局部发红、肿胀或发热，压痛、叩痛明显；行走时步态不正，稳定性差。刘翔右足患的"跟腱末端病"，属于跟腱炎的一种，而跟腱炎又是跟痛症中比较常见的一类。由于其局部血液循环极不流畅，损伤后自我修复能力较差，很难在短时间内有很好的治疗效果。

跟痛症实质上应分为以下 3 种：一是跟后痛：由跟骨结节滑囊炎、跟腱止点撕裂伤、跟骨骨骺炎和跟腱周围炎等引起。二是跟底痛：因跟骨骨刺、跖腱起点筋膜炎、跟骨下滑囊炎和跟骨脂肪垫变性等导致。三是跟骨病：系跟骨骨髓炎、跟骨结核、跟骨肿瘤和跟骨骨折等造成。

比较多见的跟痛症是跟骨骨刺引起的跟底痛，或叫跟下痛。由于附着于跟骨结节上的肌腱，因长期受牵引或损伤刺激，逐渐变性、钙化、骨化，导致跟骨骨质增生。这种增生又刺激周围的软组织，引起充血、血肿和渗出，形成无菌性炎症，致使跖筋膜和足底肌，在足底跟骨结节的前缘附着处发生疼痛。

因此，在门诊时，我们应重视中老年跟痛症患者的跟骨摄片，若发现骨刺，并伴疼痛，应予关注。但毫无跟痛症状的骨刺，则不必大惊小怪，冷静观察。当然，应小心排除跟骨肿瘤等器质性病变，防止漏诊或误诊。

## 骨关节炎有何临床表现？

骨关节炎的临床表现有以下几方面。

一是关节疼痛。疼痛是首先出现，也是最常见的症状。以膝骨关节炎为例，开始时多为轻中度的间歇性关节痛，病情重时可呈持续性疼痛，甚至出现撕裂样或针刺样疼痛；疼痛多在活动时发生，上下楼梯不便，下楼时疼痛更明显，下蹲或负重时痛加剧；到了晚期，关节在休息静止时也疼痛，甚至患者在夜间被痛醒。总之，骨关节炎的关节痛是非常折磨人的一个主要症状。

二是关节肿胀或肥大。这是关节周围的肌肉、韧带和滑膜等受损、发炎乃至积液所致。

三是关节活动障碍。晨起时感觉关节僵硬发紧，称为"晨僵"，活动不灵便，经活动一段时间才会缓解，关节伸屈活动受限；有时出现"关节交锁"、"打软腿"和"跛行"等现象。

四是关节局部有压痛，有的膝关节活动时出现摩擦音。

五是晚期出现关节畸形，多数呈"O"形腿（罗圈腿），少数发生关节半脱位，若再不处置，很可能致残，丧失关节功能或行走能力。

当然，不同部位的骨关节炎还有各自特殊的症状。虽然全身所有关节均可发生骨关节炎，但多发于负重较大和易被磨损的关节，如膝、髋、颈椎、腰椎和手、足等关节。

概括而言，骨关节炎的主要表现就是疼痛、肿胀、活动受限和关节变形或畸形。我们平时常见的手指关节结节，颈椎病，膝、髋骨关节病，髌骨软化症和腰椎间盘突出症等，均属典型的骨关节炎疾病范畴。

### 腰椎退行性脊柱炎有哪些症状？

严格地说，腰椎退行性脊柱炎是骨关节炎在腰椎上的体现，是骨关节炎的一个重要分支，是由整个腰椎段骨质增生过度，骨赘过大，或骨赘长在神经根管等重要部位造成的。老年人腰椎退行性脊柱炎发生率高，更值得关注。

该病的主要症状为：晨起腰痛，酸胀，活动后减轻；疼痛多为钝痛，尚可忍受；腰部活动过多或负重后，疼痛又逐渐加重，适当休息后又减轻；腰部活动受限及腰部僵硬。如此循环轮换，反复发作。约90%以上病例无明显压痛点，但有均匀性腰部活动受限，即腰椎活动的各个方向均受限。叩击腰部有舒适感。一般不伴有坐骨神经痛。X线检查，呈典型的退行性改变。

单纯腰椎骨质增生，若无症状者，不构成退行性脊柱炎。骨刺的有无、大小、多少，与临床症状的轻重程度不成正比例关系。

### 强直性脊柱炎有何特点？

本病多发于 13～35 岁的青少年，男性占 85% 以上。其中60% 有家族史。我国北方发病率较高。早期可有下腰部及臀部疼痛，时轻时重，间歇性或两侧交替出现。随着病情发展，疼痛时间延长，程度加重，病变会向腰背和颈项部扩展。腰部活动受限。

强直性脊柱炎有以下特点。

一是夜间疼痛。晨起腰背僵硬，经活动后症状减轻。

二是脊柱关节强直。如病变进一步加重，整个脊柱关节逐渐强直，疼痛则减轻，腰部肌肉萎缩。最后脊柱完全强直，胸腰椎伸屈活动丧失。

三是呼吸困难。部分患者因胸肋关节融合，呼吸时的胸部扩张活动受限乃至丧失，肺活量减少，出现呼吸困难。

四是坐骨神经痛。本病到晚期，可出现一侧或双侧下肢放射性神经痛，即坐骨神经痛。若髋关节受累，行走呈摇摆步态。

五是竹节样脊柱。晚期病例的 X 线摄片，可见典型的脊柱竹节样改变。

## 脊柱结核会出现什么样的症状？

本病好发于儿童和青壮年，不但病程长，而且容易破坏骨骺和关节，如不及时治疗，常可影响脊柱发育或造成终身残废。

脊柱结核早期患者可无明显的全身症状。如有病变活动时，可出现低热、盗汗、食欲不振、消瘦、乏力等全身症状。一旦病情稳定后，全身症状改善或消失。

下腰痛是腰椎结核的重要症状，仅限于病变部位。伴有压痛及明显的直接或传导扣击痛。疼痛可向双下肢放射。腰痛时轻时重，重者活动受限，姿势异常，腰部生理弯曲可消失。椎旁肌群紧张、痉挛，拾物试验阳性。

腰椎结核病变发展到一定程度后，脊椎呈后凸畸形（驼背），隆起处多伴明显压痛及扣击痛。主要由于椎体被破坏压缩所致，以胸腰交界处结核所造成的后凸畸形最为明显。

## 骨质疏松症的临床表现如何？有何危害？

骨质疏松症患者的主要症状是腰背痛。疼痛可放射至季肋及下肢。疼痛特点为"休息痛"：晨起时出现明显腰背痛及僵硬感，活动后减轻。长期保持某一固定姿势时疼痛又加重。随骨量丢失，骨痛逐渐加重，呈持续性痛，休息不再缓解，严重者卧床不起。腰背痛可因日常轻微活动而突然加剧，甚至出现全身性骨痛。脊椎棘突可有明显压痛与叩击痛。约80%的女性患者有骨痛，其程度与骨质疏松程度成正比。男性患者的骨痛症状稍轻，以乏力、疲倦、双下肢酸胀为主。

身长缩短与驼背是原发性骨质疏松症的又一重要临床症状。患者首先出现椎体内部的小梁骨萎缩、吸收，数量减少，受压的椎体脆弱、疏松而逐渐压缩变扁。以每一椎体缩短2mm计，则整条脊柱可缩短4.8cm，从而导致身长变矮。而日常生活中，脊柱又以前屈活动为主，在不断的前屈活动中，以松质骨为基础的椎体前缘承受的压力相对较大，容易受外力的挤压而呈楔形改变。如脊柱24节椎体的前侧每压缩1mm，即可导致脊柱前侧长度相对背侧减少2.4cm，必然造成驼背畸形。驼背好发部位在胸椎中下段，其次为胸椎上段和腰椎。这是因负荷大、椎体易受压变扁之故。

骨质疏松症是以骨量降低、骨结构的显微结构退行性改变为主要特征的。骨性相当脆弱，即使是日常生活中不经意的微弱触碰都可能引发骨折，给患者带来极大痛苦。骨折是骨质疏松症常见的并发症之一，好发部位为椎骨、髋骨和桡骨下端。年龄的增长使骨质疏松症骨折的危险性增加，尤其高龄妇女。

骨质疏松还可导致脊柱前倾，背曲加重，胸廓出现凹陷变形，从而影响胸腔脏器的功能，出现呼吸系统的症状，如胸闷、气促、呼吸困难及紫绀等，使肺活量与最大换气量降低。

## 脊柱侧弯有何表现？平时应对孩子进行怎样的观察？

正常人的脊柱棘突都在人体后正中线上。如果脊柱侧弯或侧凸，则脊柱棘突形成弧线，或向右，或向左，有的还左右交错，呈"S"形侧弯；少数病例的脊柱还发生旋转畸形；双肩部不在同一平面，有高低之分；胸部和背部均显示出不对称；骨盆也会有不同程度的倾斜。如果孩子上学用右侧肩背书包，身体就可能倾向左侧，久而久之，会导致脊柱左侧弯（右侧凸）畸形。

所以，作为家长，要加强对孩子体形、体态和行走姿势的观察。当孩子行走、洗澡时应注意其双肩是否高低，上身是否侧歪，臀部是否倾斜，步态是否异常。女孩则还要经常观察胸、背部是否对称，特别是双侧乳房是否对称。请注意：凡胸部比较隆起的一侧，对应的背部就低陷；而胸部平坦或凹陷的一侧，背部相应的就隆起。这是因为患有脊柱侧弯（侧凸）畸形时，脊柱同时伴有不同程度的旋转，与其相邻的胸廓同时发生旋转，产生胸、背部相应的凹陷隆凸变化。另外，要观察孩子腰部是否对称，有脊柱侧弯畸形者往往一侧腰部凹陷，而另一侧腰部则明显隆起。

如果家长发现孩子有脊柱侧弯畸形可能时，应及时去医院诊治。有的早期侧弯畸形不明显，医生经物理检查也不一定能马上确诊，但可以密切观察随访。前几年推出的背部云纹摄影术，用于学龄儿童的脊柱畸形普查工作，可早期发现畸形，得到及时纠正。

# 诊断与鉴别诊断篇

- ◆ 怎样诊断与鉴别六型颈椎病?
- ◆ 如何诊断肩周炎? 应与什么疾病鉴别?
- ◆ 腰突症如何分型? 其诊断依据是什么?
- ◆ 腰椎管狭窄症的诊断有何依据?
- ◆ 腰椎滑脱症的诊断依据如何?
- ◆ 跟腱炎的诊断要点是什么?

## 落枕的诊断要点是什么？应与何病鉴别？

落枕可使患者在一夜之间"面目全非"，形象受损，其疼痛让人特别难受，转颈困难又使患者极为别扭与不便。简单的热敷、按摩和服药一时还难以改变现状，极大地影响工作、学习和生活。

落枕的诊断要点为：

（1）发病前有外伤、躺卧姿势不良、长时间低头工作的历史，使头颈处于过伸过屈状态；或有受风寒侵袭的病史。

（2）颈部一侧疼痛明显，并可向头顶、肩部及上臂放射；颈部不得已转动时疼痛加剧。

（3）颈部被迫处于强制体位，头向一侧歪斜，成为"斜颈"、"歪脖子"。

（4）颈肌痉挛是落枕标志性体征之一。颈项部分肌肉强硬，活动受限，尤以向患侧旋转障碍明显，严重者可牵涉至肩背部肌肉。

（5）胸锁乳突肌或斜方肌上缘有压痛点，可触及僵硬的条索状物。

（6）X线摄片颈椎无异常骨性改变。

落枕分急性和慢性两型。急性型为突然发病或病程在3天以内，症状较重者；慢性型多由急性型转化而来，病情较轻者。

根据以上症状及体征，多可诊断落枕。但要与急性颈肌扭伤、挫伤，颈椎病，颈椎脱位，颈项部软组织劳损，肩周炎和颈椎结核等疾病相鉴别。如颈部扭伤，一般有外伤史，局部肿胀，压痛明显，或伴骨折、脱位，X 线有相应改变。若是颈椎病，多见于中老年人，X 线可见骨质增生，臂丛牵拉试验、压顶试验可阳性等。假使患颈椎结核，则有结核的全身症状，X 线显示典型的椎骨破坏及椎旁脓疡等。

## 怎样诊断和鉴别六型颈椎病？

　　颈椎病的诊断与鉴别诊断比较复杂，因病因多元，症状交叉，病情多变，要确诊某个类型的颈椎病，需下苦功夫。应仔细询问病史，做全面、认真的检查，必要时进行会诊或疑难病例讨论，一般能得出正确的诊断。下面是六型颈椎病的诊断要点。

　　（1）颈型颈椎病：有颈部外伤史或睡姿不当史；症状以颈项部酸、痛、胀、僵硬感为主，早晨起床时感觉强烈，极为不适；部分患者颈部活动受限或呈强迫体位；颈项部可有局限或广泛压痛。病程较长，常反复发作，症状时轻时重，可与天气阴、冷、潮有关。该型是 6 型颈椎病中病情相对简单的一种。

　　（2）神经根型颈椎病：突出症状为神经根性痛。颈肩背或颈肩臂疼痛，并可向枕部或上肢放射，并会有串麻感，伴手指麻木、发冷、无力和持物脱落等症状；颈部僵硬，活动受限，感觉障碍；部分病人由于运动神经受损引起上肢肌肉萎缩，肌力减弱，颈、肩肌肉张力增高或痉挛；棘突、棘旁或肩胛骨有压痛。在急性期，部分病人颈肩部肿胀，颈部活动受限；慢性期，因受累关节移位，颈部后伸活动受限。受凉及劳累后可使症状加重。压顶试验、臂丛神经牵拉试验阳性。根据不同部位的疼痛和神经症状，可以作出颈脊神经受损的定位。举例而言，若症状主要表现为沿三角肌部及前臂桡侧麻木，并放射至拇指和食指，则大致可定位为颈椎 5～6 间的颈 6 神经根受累。X 线检查可见项韧带钙化，椎体增生或钩椎关节增生，椎间孔变小等。

（3）脊髓型颈椎病：患者多数中年以上；以脊髓束症状为主，可同时伴神经根症状，临床上多见于半侧或双侧受压。一侧或双侧肢体麻木，酸软无力，手部肌力减弱，手指精细运动障碍，活动受限，步履艰难，步态不稳；四肢肌张力增高，腱反射亢进，可出现病理反射。X 线检查：颈椎体后缘较大增生，或椎管狭窄，下颈椎的最小矢状径多于 13mm 以下。脊髓造影、CT 或核磁共振检查对诊断更有价值。必要时做腰椎穿刺，若奎氏试验提示有部分梗阻时，证明脊髓有受压征象，有助于诊断。

（4）椎动脉型颈椎病：颈肩枕部疼痛，伴头晕，恶心呕吐，猝倒，耳鸣耳聋。常因头颈部体位改变，或做幅度较大的头部旋转、后伸而加重这些症状。头痛常呈发作性，偶尔可为持续性疼痛、阵发性加剧。头痛的特点为跳痛（搏动性痛）或灼热痛，多发生或加剧于早晨起床后、转动头颈部或乘车颠簸时。少数患者呈现疼痛过敏，触及头皮甚至头发时都会引发剧烈头痛。有时在发作前有"眼前发黑"、"闪光"等先兆视觉症状，之后剧烈头痛，并伴恶心、呕吐、出汗、流涎，以及心慌、气闷、血压改变等症状。眩晕呈旋转性，有"天旋地转"的感觉，短者几秒或几分钟，长者持续数小时或更长。眩晕发作时常伴耳鸣，故又称"颈性眩晕"，以示与"耳性眩晕"相区别。颈性视觉障碍表现为发作性视力模糊，视力下降，睁眼乏力，怕光流泪和眼冒金星等，偶有复视、幻视。X 线检查：可见钩椎关节增生，骨赘突起，椎间孔变小等。

（5）交感型颈椎病：因交感神经受刺激，可以表现为兴奋症状，也可表现为抑制症状。兴奋症状有：头痛，头沉，头晕，枕部痛或颈后痛，瞳孔放大，双目干涩，视力模糊，心跳加快，心律紊乱,心前区疼痛(颈性心绞痛),胸闷,肢体发凉或手足发热,或伴多汗症等。抑制症状为:头昏,眼花,眼睑下垂,流泪,鼻塞,心动过缓,血压偏低,嗳气和胃肠蠕动增加等。

若上述症状合并神经根型或脊髓型颈椎病的表现,或颈椎 X 线摄片有典型颈椎病表现时,可诊断本病。但一些专家指出,交感型颈椎病的上述症状往往不独立存在,常与其他类型颈椎病诱发的交感神经症状相类似,一般很难区别,故对单纯性交感型颈椎病的临床诊断尤其困难。为此,常需做一些特殊的实验性诊断,如普鲁卡因颈椎硬膜外封闭,或星状神经节封闭,可能有助于诊断或鉴别。

(6)混合型颈椎病:本型可以说是"你中有我,我中有你",既可能是以神经根型为主,又伴交感型;又可能是以脊髓型为主,再夹椎动脉型,等等。但是其中某型的症状一般会表现得更为突出,以其为主线,顺藤摸瓜,可作出合理诊断。

## 如何诊断肩周炎?应与什么病鉴别?

肩关节周围炎的诊断应该说不难,只要具备下列条件。

一是患者多发于 50 岁左右的女性,右侧多于左侧。

二是可有肩部外伤、劳损或感受风湿寒的病史。

三是肩部疼痛,持续性,日轻夜重,常因天气变化而诱发;肩部被动牵拉时加剧疼痛。

四是肩关节周围压痛点大多广泛,少数局限,可向颈或肘部放射。

五是肩关节各方向活动受限,尤以后伸、外展、外旋、内收和环形活动功能发生障碍。

六是后期出现三角肌等肌肉的萎缩,肩活动特别是外展更受限。

七是 X 线检查无异常，少数见骨质增生，但与肩周炎无关。

肩关节周围炎应与神经根型颈椎病、骨关节炎、类风湿性关节炎，以及由心绞痛、胆囊炎乃至某些肿瘤（包括转移性肿瘤）引发的肩痛相鉴别。

## 网球肘诊断依据是什么？需与哪些疾病鉴别？

网球肘的诊断不难，主要有以下依据。

一是有较长的前臂积累性外伤史，或特殊工种的频繁用臂职业史。

二是肘部外侧疼痛，并可向前臂外侧远方或肩部放射。

三是肱骨外上髁区压痛明显，但比较局限；局部可有轻微肿胀。

四是网球肘试验阳性。患者握拳屈腕，将前臂尽量旋前，再伸直肘关节时，可引发肘部外侧剧烈疼痛。这是确诊网球肘的一个重要试验，也称"前臂伸肌牵伸试验"阳性，这是网球肘体检时出现的最典型的体征。

五是手腕肌力减退。平时表现出取物乏力，易脱手；用力拧毛巾，或拿条帚扫地，或用拖把洁地时，都十分费力，并使肘痛加剧。

网球肘患者往往回忆不起明显的损伤病史，仅仅在肘关节外侧，即肱骨外上髁部发生疼痛，并触及极为敏感的局限性压痛点时，才引起患者的注意。

网球肘一般不是严重的疾病，诊断比较容易，但需与肩周炎、颈椎病和肘骨关节炎等相鉴别。不要因为该病是小毛病而不予关注，应及时治疗。否则，会有"心有余而臂力不足"之感，给患者工作、生活带来许多麻烦。

## 怎样诊断腕管综合征？应排除哪些疾病？

腕管综合征的诊断要点为：

一是发病规律：起病较慢，易发于中年妇女及长期从事手工劳动者。

二是出现正中神经受压症状：手的桡侧三个半手指感觉异常，即拇、示、中指、部分环指及腕部等部位，产生麻木、刺痛，偶可向肘、肩部放射；腕部疼痛常发生于夜间或清晨；手腕温度增高时疼痛加剧，劳累后加重；手部正中神经支配区的皮肤感觉减弱或消失；拇指无力，拇外展力量减弱；后期大鱼际肌萎缩。

三是屈腕试验阳性：双肘置桌面，双前臂与台面垂直，使腕关节屈曲90°，持续40秒钟，若出现桡侧三个半手指，特别是示、中指麻木，疼痛时，即为阳性。

四是叩诊试验阳性：在腕部掌侧叩击正中神经区，发生疼痛，并向手指放射，有触电样刺激痛感。

五是肌电图检查：可见大鱼际肌发生神经变性改变。

六是X线检查：排除局部骨性改变。

确诊腕管综合征前，应排除下列疾病：

一是神经根型颈椎病和颈椎间盘突出症：这两者的神经根受刺激或压迫时，麻木不仅在手指，而且在颈肩臂部也有放射痛及麻木，并出现腱反射改变。

二是多发性神经炎：该病症状常为双侧性，且不局限在正中神经，尺、桡神经均可受累，呈手套状感觉麻木区。

三是腕管内组织的炎症（如结核等）、肿瘤等疾病。

## 手足部四种代表性腱鞘炎如何诊断？应排除哪些疾病？

手足部腱鞘炎病种较多，我们选择具代表性的几种，作诊断示范介绍。

一是桡骨茎突狭窄性腱鞘炎的诊断。

该症每见于手工操作者，女与男发病率之比为6:1，女性患者居多。主要表现为桡骨茎突处局限性疼痛，起病缓慢，逐渐加重；疼痛也可放射至手、肘、肩等处；腕及拇指的活动，可使疼痛加重。局部轻度肿胀，明显压痛，可触及豌豆大如软骨样硬度的结节；有时手拇指外展时，可触到摩擦音，少数有弹响；伸拇活动受限。握拳尺偏试验：患手握拳，拇指贴手掌心，四指紧扣拇指成拳，同时主动或被动用力将腕关节向患侧偏斜，此时若桡骨茎突处发生剧痛，即为阳性，是本病特有体征。X线检查无异常。

本病因拇短伸肌腱及拇长展肌腱经桡骨茎突处窄而浅的腱沟后，又折成一定角度，使肌腱与腱沟的反复摩擦增加了剪力，天长日久，产生无菌性腱鞘炎。女性的肌腱折角更大，故发病率较男性高。

二是手指屈指肌腱鞘炎的诊断。本病多见于拇指、中指和环指，病变发生于掌骨头相对应的屈指肌腱纤维鞘管的起始处。因手掌用力握物时，腱鞘受到硬物与掌骨头两方面的挤压，甚易致伤，平时受摩擦也较多，终致腱鞘炎发生。本病多见于手工劳动者。早期仅于晨起或工作劳累后手指活动受限，后期炎症加重，使肌腱难于通过狭窄的腱鞘，会产生交锁现象，即手指常被卡于伸直位或屈曲位难以自主屈伸，但使肌腱强行或勉强通过腱鞘时，则会发生扳枪机样的动作，或出现"咔"的一声弹响，故称"扳机指"或"弹响指"。仔细触摸，可在相应手指的掌骨头局部触及结节样小肿块，压痛明显，伸屈手指时此处可有弹跳感。此现象晨间明显，疼痛加重。X 线检查无特殊。

三是肱二头肌长头腱鞘炎的诊断。此乃腱鞘炎在上臂的代表。肩关节活动时，肱二肌长头在肱骨前的结节间沟内滑动及摩擦，若过度活动，即可造成肱二头肌长头腱鞘炎。此外，肩袖损伤与肩关节内的病变，均可累及滑液鞘而致腱鞘炎。本病多见于中年人，是肩痛的常见原因之一，常伴肩周炎或滑囊炎等。主要表现为肩痛，夜间明显。凡使此肌腱紧张、滑动或牵拉的动作，均会使肩痛加重。检查时在结节间沟或肌腱上有压痛。

四是踝部腱鞘炎的诊断。这是腱鞘炎在下肢的代表，包括踝前的胫前肌腱鞘炎、踇长伸肌腱鞘炎和趾长伸肌腱鞘炎，以及外踝后侧的腓骨长、短肌腱鞘炎等。当踝关节及足趾运动较多时，使肌腱摩擦过度，可致踝部不同类型的腱鞘炎。多见于田径运动员、舞蹈演员、急行军战士或其他踝活动过多的工作者。表现为踝无力，易疲劳，踝前或外踝后疼痛，压痛，肿胀，皮下可扪及摩擦感。

上述腱鞘炎应与局部外伤、骨关节炎、骨质疏松症、炎症（如结核）和骨病（如肿瘤）等相鉴别。

## 如何确诊胸廓出口综合征？应与哪些病鉴别？

本病确诊依据如下症状、体征及特殊试验：

一是颈部出现疼痛或压痛。

二是可在锁骨上窝处出现胀满或增粗现象。

三是血运障碍。脉搏微弱，可见皮肤发绀或呈苍白色；如锁骨下静脉受压，还可产生患肢水肿，浅静脉怒张，手指僵硬。

四是肌萎缩。手的大鱼际肌、小鱼际肌和骨间肌出现萎缩。

五是尺神经支配区针刺感觉减退。

六是斜角肌试验阳性。坐位，双手置膝，按患者桡动脉搏动；再嘱患者挺胸、头后伸、深吸气；最后将头转向患侧。这个过程完成时若出现桡动脉搏动减弱或消失，即为阳性。

七是过度外展试验阳性。坐位，上肢被动外展至120°，若桡动脉搏动减弱或消失，也为阳性。

八是上肢牵拉试验阳性。医生向下牵拉患者上臂，使肩带垂向后下方，此时患者若感到患肢疼痛加剧，则为阳性。

当然，以上3个试验无论是全部阳性，还是其中1个或2个阳性，均对诊断有参考价值。

鉴别诊断：应首先与颈椎病、腕管综合征等鉴别，后两者发病特点见本书有关章节。还需与脊髓空洞症、肩周炎及肱二头肌长头肌腱炎等相鉴别。

## 腰椎间盘突出症如何分型？其诊断依据是什么？

腰椎间盘突出症症状典型，富有特点，是一种独特的腰腿痛病。

腰椎间盘突出症根据髓核突出的部位与方向不同，可分为：椎体型，即髓核突入相邻椎体，其又分前缘型和正中型；椎管型，髓核向椎管突出，其再分中央型和后外侧型。若按髓核突出程度，又可分凸起型、破裂型和游离型3种类型。以髓核游离型腰椎间盘突出症导致的神经或脊髓受压症状最严重，可产生剧烈的根性痛，危害最大，应立即处理。

腰椎间盘突出症的诊断依据为：

（1）有腰部外伤、慢性劳损或受寒湿侵袭的病史。

（2）主要症状：突发性腰痛，伴下肢放射痛，咳嗽、喷嚏时加重，取某种体位可加重或减轻症状；间歇期症状可明显缓解或消失；患肢出现麻木或寒冷感；严重者可有马尾神经症状。

（3）体征：患椎旁深压痛，并向下肢放射；腰部活动，尤其前屈受限；脊柱侧弯或后凸畸形；受压神经支配区感觉过敏、减退乃至麻木；肌力下降；腱反射改变：如腰3~4椎间盘突出，腰4神经根受压时，膝腱反射减弱，若腰5~骶1椎间盘突出，压迫骶1神经根时，会出现踝反射减弱，趾及足跖屈力减退，常难以用患足尖着地站立。

（4）特殊检查：

①X线检查：常规摄腰椎正侧位片，既可发现诊断参考征象，又可排除其他器质性病变。若患本病，常可见：腰椎生理前凸消失、变直、后突或侧弯等；椎间隙变窄，正位片上双侧间隙不等宽，侧位片上椎间隙前窄后宽；患椎体后角或侧方有骨赘；椎间盘相邻椎体上下缘可能密度增高，或侧位片上椎体有凹形压迹，即许莫结节。

②脊髓造影：有很高的诊断参考价值。但仅在难以定性或较难判定一处或两处间盘突出时应用。

③CT扫描：用于椎间盘突出合并侧隐窝狭窄者。可显示神经根受压和椎管局部形态，对鉴别骨性狭窄、椎板肥厚或椎间盘突出三者何为主要病因有参考价值。

④核磁共振（MRI）：对定位和分辨突出程度有重要意义。

⑤肌电图：不作为常规检查。但对有马尾神经损害或两根以上神经根受累者可选用。

腰椎间盘突出症应与腰扭伤、腰肌劳损、腰椎退行性脊柱炎、腰椎管狭窄症、坐骨神经骨盆出口狭窄症和马尾肿瘤等鉴别。

## 腰椎管狭窄症的诊断有何依据？

腰椎管狭窄症的诊断依据为：

（1）间歇性跛行。为本病最突出表现。但应与闭塞性脉管炎的血管性跛行和其他疾病引起的疼痛性跛行鉴别。

（2）主观感受与客观检查结果矛盾。早期主诉甚多，但检查常为阴性；后期可有阳性体征，但有动力性加剧这一特征。

（3）腰部隐隐作痛，有紧束感；乏力，易疲劳；腰后伸活动受限。

（4）出现马尾神经和神经根受压症状：若马尾神经受压，可致马鞍区皮肤麻木，大小便功能障碍，乃至下肢不完全瘫痪等。神经根受压多为双侧，有时与椎间盘突出症相似。行走时加重，休息后缓解。直腿抬高试验阴性。

（5）X线检查：腰椎生理屈度改变，椎间隙变窄，椎体后缘可有骨质增生；腰段椎管狭窄，矢状径小于 13mm，横径小于 18mm 者，多可确诊。必要时做 CT 或 MRI 检查。

腰椎管狭窄症则主要与腰椎间盘突出症和马尾肿瘤相鉴别。

## 腰椎间盘突出症与腰椎管狭窄症的鉴别要点是什么？两者有联系吗？

腰椎间盘突出症与腰椎管狭窄症的鉴别要点是：前者一般没有间歇性跛行；主观感觉与客观体检相一致；腰部后伸不受限，有时反舒适；屈颈试验和直腿抬高试验多为阳性。而椎管狭窄症，这些检查结果或者相反，或者为阴性。间歇性跛行，则是腰椎管狭窄症的典型体征。在影像学上，两者区别也比较明显：腰椎管狭窄症在 X 线平片、B 超、脊髓造影、CT 和 MRI 检查时，均可有椎管矢状径偏小的表现，而腰椎间盘突出症则没有此征象。

两者也有联系，表现在：腰椎间盘突出症是导致腰椎管狭窄症的原因之一。另外，腰椎间盘突出症后期，若椎体侧后缘或小关节出现较大或较尖骨刺，则可能会形成继发性根型椎管狭窄症，有时与腰椎间盘突出症相伴发生，其诊断或鉴别并不难。

专家要求，腰背痛初起时，即上医院检查，先排除外伤、感染、畸形及肿瘤等病因，再仔细观察、全面分析病情，做出是腰椎间盘突出症还是腰椎管狭窄症等疾病的正确诊断。

## 如何诊断急性腰扭伤？应与哪些病鉴别？

急性腰扭伤在青壮年男性中发生率较高，多有外伤史。根据如下主要症状、体征和检查项目，可做出诊断。

（1）腰痛和牵扯痛：局限性疼痛或剧烈腰骶部疼痛，患者可以明确指出痛点；疼痛性质以剧烈、持续、局限为特点；患者常两手扶腰，行动困难；翻身起床、咳嗽、喷嚏、深呼吸、站立或弯腰时均会加重疼痛；部分疼痛可牵涉到下肢。

（2）腰部压痛：检查时有局限性压痛，压痛点固定，如髂嵴后缘，棘突或棘间深处，棘旁深处，第 3 腰椎横突部等；肿胀不明显。

（3）腰肌痉挛：骶棘肌或臀大肌可出现保护性痉挛，触之坚硬。

（4）脊柱侧弯：不对称的肌痉挛，可引起脊柱侧弯畸形，多向患侧倾斜。

（5）功能障碍：腰部向健侧的侧弯、旋转及前屈活动受到很大限制；严重者腰部活动完全受限；卧床时翻身难。

（6）骨盆屈曲试验：仰卧位，做屈膝屈髋试验，腰骶部软组织因受到牵拉而加重疼痛。

（7）X 片显示：腰椎变直，或出现保护性侧弯。

根据以上症状、体征和检查结果，不难做出急性腰扭伤的诊断。

急性腰扭伤应与腰椎间盘突出症急性发作、腰椎滑脱和腰椎小关节紊乱症等疾病相鉴别。

### 腰椎滑脱症的诊断依据是什么?

腰椎滑脱症起病缓慢,症状的轻重常与体位、行走、负重有关。其诊断依据是:

(1)下腰痛严重。外伤性腰椎滑脱症(真性滑脱)患者,在行走数十米或数百米后,常常出现持续加重的下腰痛,需坐下或躺下休息数分钟,症状方可缓解,但再行走仍然难以持久,下腰痛症状重现。并可有较重的坐骨神经痛。下肢酸胀,麻木,乏力,迈步维艰。

(2)腰部僵硬,活动受限。退行性腰脊椎滑脱(假性滑脱)患者,腰部在休息后反而显得僵硬,保暖后解除,遇寒又加重。

(3)腰后伸活动明显受限;患椎棘突压痛;腰椎前凸增大。

(4)可出现类似腰椎管狭窄症表现。由于腰椎小关节半脱位和肥大性改变,导致椎管狭窄,马尾受挤压,可产生典型的马尾神经压迫症状。

(5)X线拍摄腰椎正侧位、左右斜位片,多可明确诊断。动力 X 线片检查结果异常:矢状面即动力侧位片,显示前后移位大于 3mm;腰椎正位片左右侧屈角显示大于 4 度;轴向旋转角的测定显示大于 4 度。表明有脊柱不稳定。

一般普通 X 线片及 CT 检查较易发现腰椎滑脱症的存在。

腰椎滑脱如不纠正,会造成长期的下腰痛,不但使患者痛苦万分,生活起居不便,更为严重的是脊髓神经长期受压迫后,可发生不可逆的改变,使下肢肌肉萎缩,难以恢复。

### 脊柱隐裂与稽行腰骶的诊断依据是什么? 应与何病鉴别?

脊柱隐裂的诊断要点。

一是多数人平时无症状，无主诉和体征，多在体检摄 X 线片时偶而发现。

二是局部皮肤及皮下组织异常：色素沉着，毛发增多，皮肤凹陷，有脂肪瘤或血管瘤等。

三是发病时腰部酸痛无力，可有局部压痛或叩痛，易劳损或经常有腰扭伤发生。

四是神经症状：表现为病变节段水平面以下肢体感觉和运动功能障碍，皮温低下，发绀，爪形足，高弓足或足内、外翻畸形等。括约肌功能失调者，可有遗尿、尿失禁、尿潴留、大便困难和阳痿等。

五是 X 表现：一节或数节脊椎椎板闭合不全。应作为首项检查。

移行腰骶的诊断要点：X 线表现是主要诊断依据；可有腰痛或下肢痛，常呈间歇性急性发作，休息后症状改善；下肢痛分布区域不明确，膝、踝反射正常。

移行腰骶和脊柱隐裂，应与腰椎间盘突出症、腰椎管狭窄症和骶髂关节损伤性关节炎相鉴别。两者本身的鉴别主要靠 X 线摄片，比较容易。

## 膝半月板损伤的诊断依据是什么？

半月板损伤的诊断不难，只要有以下依据：

一是多数人有膝外伤史，局限性疼痛，活动受限，部分患者有膝关节交锁或打软腿现象。

二是检查时膝关节，内侧或外侧间隙有压痛；膝过伸过屈、被动内收或外展试验时，引起局限性关节间隙处疼痛。

三是麦氏试验大多为阳性：引发膝关节内侧或外侧局限痛及弹响，有定位意义。

四是膝关节造影及关节镜检查，有一定价值，也可定位。

五是 X 线检查，无特殊表现，但对鉴别诊断有意义。

## 跟腱炎的诊断要点是什么?

跟腱炎诊断要点是：若跟腱局部持续性疼痛、刺痛、酸痛，活动时加剧，尤其提起足跟向前迈步时；下肢小腿三头肌肌力、肌张力减弱，乃至肌肉萎缩；踝关节活动受跟，跟腱局部发红、肿胀或发热，压痛、叩痛明显；行走时步态不正，稳定性差。即可基本确诊。X 线等踝部辅助检查往往阴性，有时可间接看到跟骨后软组织肿胀阴影，若发现跟骨骨刺，则与跟腱炎无必然联系，不必大惊小怪。

运动损伤性跟腱炎的病理过程是：跟腱损伤或劳损→局部肌腱撕裂或出血、渗出→无菌性炎症→粘连、疤痕→肌腱纤维化或硬化、钙化→跟骨结节增生→跟腱肌力、肌张力下降→跟腱活动受限。

跟腱炎是较具代表性的跟痛症之一。

## 跟痛症如何确诊?

根据下列主要症状及体征，可基本确诊跟痛症。

（1）足跟疼痛。患者站立或走路时足跟痛，痛可向前放射至足心，有时足跟不敢着地承重，只得踮脚走路；行走困难，一步一趔趄，行走或运动后跟痛加重，休息后可减轻。

（2）足跟底、两侧或跟后部出现局部充血、肿胀、血肿或硬结，因滑囊炎或无菌性炎症所致。

（3）局部压痛明显。根据压痛点大致可确定病变部位。跟痛症常见压痛点有：①跟骨结节压痛点：位于跟腱附着部位，压痛明显。跟腱止点撕裂伤也位于本处，压痛更为明显。②跟腱周围压痛点：见于类风湿性跟痛症等，活动期伴血沉快，体温高，类风湿因子阳性。③跟骨结节下压痛点：见于跟骨骨骺炎，位于跟骨结节下方，压痛明显。④跟骨跖侧压痛点：见于跟骨下滑囊炎、跟骨骨刺和跟骨下脂肪垫变性。

（4）X线摄片：跟骨侧位可能有骨刺，但这不是诊断依据。

上述症状、体征及辅助检查既为正确诊断、也为有效治疗跟痛症提供了可靠依据。

## 膝骨关节炎如何诊断？需与哪些疾病鉴别？

膝骨关节炎的诊断依据为：一是年龄一般在 50 岁以上；二是有长期积累性慢性劳损史；三是膝关节疼痛，特点为"休息痛"，劳累或阴雨寒冷天气时加重；下蹲、站立及上下楼梯时痛加重；四是关节活动时，时可闻关节内摩擦音或"咯咯"声；五是 X 线检查，可见膝关节边缘有骨刺形成，髁间隆起变尖，双侧关节间隙不对称等。

需与膝骨关节炎鉴别的疾病有：膝关节创伤性关节炎：多有外伤史，肿胀明显，X 线无骨质变化。慢性滑膜炎：有外伤史，反复发作，膝无力，X 线也无变化。膝关节结核：多为儿童或青壮年，局部温度高，有全身症状，如乏力、消瘦和盗汗等，关节肿胀，X 线可见骨质破坏。

## 腰椎退行性脊柱炎的诊断要点是什么？如何鉴别？

腰椎退行性脊柱炎的诊断要点是：一是发病年龄大一些，55岁以上，90% 以上为超过 60 岁的中老年人，男多于女；二是腰部"晨僵"，运动后减轻，无明显压痛点，均匀性腰部活动受限，多不伴有坐骨神经放射痛；三是 X 线检查：呈典型退行性改变，CT、MRI 检查更清楚。

需与腰椎退行性脊柱炎鉴别的疾病主要有：强直性脊柱炎：青壮年多见，多从骶髂关节开始发病，血沉快，HLA－B$_{27}$（＋）；X 线：关节面模糊，椎体出现骨赘或呈骨桥样改变。风湿病：见于任何年龄；游走性疼痛；抗"O" >400，血沉快，对抗风湿药物敏感；X 线：骨质无改变。

腰椎退行性脊柱炎是骨关节炎在腰椎的表现，本质上是一样的。

## 怎么诊断骨质疏松症？应排除哪些疾病？

具备下列条件，可基本诊断为骨质疏松症：

（1）发病年龄多为老年妇女，尤以绝经期妇女多见。

（2）主要症状为腰背痛，疼痛可放射至季肋或下肢；咳嗽、喷嚏和弯腰时疼痛加重，卧床休息可减轻。

（3）体检可见"圆背畸形"，脊柱运动受限。患者身长缩短，严重者导致短身、驼背和不相称的长臂。

（4）胸腰段脊柱两侧可有压痛、叩击痛。

（5）X 线检查可见椎体密度降低，椎体上下面出现凹陷；有时可见一个或多个椎体呈楔形改变；或发生椎体压缩性骨折，多见于 $T_{7\sim8}$，$T_{12}-L_1$ 及 $L_{4\sim5}$ 处。

（6）血钙明显低于正常水平。

（7）骨密度仪测定：骨质疏松症的骨密度（BMD）应低于正常青年人平均值的 2SD；严重骨质疏松症的骨密度则低于 2.5SD。当然，这个标准国际上主要适用于女性，男性标准尚未正式确立，但可以此作参考。

双能 X 线吸收法骨密度测量是目前国内外骨质疏松症诊断和防治措施疗效观察的金标准。我国多数大城市已引进了该项检查。

基本确定是骨质疏松症后，再结合病史、年龄、性别和月经史等，将其细分为原发性骨质疏松症，还是继发性骨质疏松症，或者是少见的特发性骨质疏松症。若是原发性骨质疏松症，再看看是绝经后骨质疏松症，还是老年性骨质疏松症。这样的诊断就比较清晰、具体，对有效治疗提供帮助。

鉴别诊断应逐一排除：多发性骨髓瘤（必要时做骨髓穿刺检查）、椎体转移癌（有无乳腺癌或卵巢癌等癌症史；X线见骨破坏严重）、库欣综合征（肾上腺皮质功能亢进史）、激素性骨质疏松症（有长期服用激素史）和甲状旁腺功能亢进症（四肢骨囊性骨炎改变较明显；血钙及碱性磷酸酶增高；24小时尿中钙磷总量增多）等。

## 强直性脊柱炎如何诊断、鉴别诊断呢？

强直性脊柱炎以中轴小关节慢性炎症为主，伴骨质破坏和骨质增生；自两侧骶髂关节开始，逐渐上行到腰椎、胸椎以至整个脊柱，最终导致脊柱完全强直。

本病诊断要点：多发于青年男性，起病迟缓；反复发作性腰痛、腰骶部不适感；间歇性或两侧交替出现坐骨神经痛；腰部及下肢活动受限伴晨僵；关节僵直、畸形；脊柱活动受限或僵硬，乃至驼背；呼吸困难。

实验室检查：血沉增快；类风湿因子多为阴性；血清碱性磷酸酶大多增高。

X线检查：早期骨改变出现在骶髂关节，且有明显特征：一期见髂骨骨质疏松；二期见关节间隙狭窄；三期见关节间隙消失。数月或数年后，腰椎也出现病变：骨质疏松，小关节间隙模糊，最后关节囊钙化，关节突间关节出现骨性强直，韧带钙化或骨化形成韧带赘，这是本病特有的X线征象，多见于腰段，相邻腰椎间韧带融合成骨桥，使腰段脊柱呈典型的"竹节样"改变。

强直性脊柱炎是慢性多发性关节炎的一种类型，早年曾被认为是类风湿关节炎的一个临床类型，故被称为"类风湿性脊柱炎"或"类风湿性关节炎中枢型"。近年研究认为，强直性脊柱炎是完全不同于类风湿性关节炎的一种独立的疾病，采用国际统一的"强直性脊柱炎"命名。目前对强直性脊柱炎的病因还未完全明了。

强直性脊柱炎早期，轻型的病人常被误诊为腰扭伤及腰椎间盘突出症等其他疾病。因此，若下腰痛伴有僵硬的感觉，而活动后疼痛减轻，就应想到强直性脊柱炎的可能性，应及时去医院检查，以免延误治疗机会，造成严重病残。中枢型类风湿性关节炎与强直性脊柱炎在病变部位、最终结果方面极为相似，应予以鉴别。需鉴别的还有骶髂关节结核、致密性髂骨炎等疾病。

## 脊柱结核如何诊断？

脊柱结核的诊断依据为：出现结核病的局部症状如腰痛，全身症状如低热、盗汗等；形成寒性脓肿，或称冷脓肿，是脊柱结核的特征之一。

脊柱结核以腰椎结核为多见。以其为代表，结核进展到一定阶段，多可引起腰大肌脓肿，可沿腰大肌蔓延到髂窝形成髂窝脓肿，再沿股三角或股骨小粗隆附近到大腿外侧，甚至可流至膝关节周围，可谓"长途跋涉，低处流淌"。若一侧或双侧发生腰大肌脓肿，腹部触诊可摸到包块。后期则有结核性窦道形成。腰椎结核形成的脓液、肉芽、死骨，以及后移的椎间盘或脊椎成角畸形等，均可压迫脊髓或马尾神经，出现双下肢及马鞍区的感觉、运动及反射障碍，神经支配区麻木，肌无力，或大小便失禁，严重者可能截瘫。

X线摄片：可见腰椎生理曲线异常，病变椎体破坏，死骨形成，周围骨质疏松，椎体压缩变形，椎间隙狭窄或消失。

据以上病象，大致可诊断腰椎结核等脊柱结核。

## 原发性脊柱肿瘤的诊断依据何在？应与哪些病鉴别？

原发性骨肿瘤的诊断以骨血管瘤、骨巨细胞瘤、多发性骨髓瘤和脊索瘤为代表作说明。

骨血管瘤多发生于青少年。好发部位为脊椎骨和颅骨，少数在四肢骨。起病缓慢，疼痛轻微。脊椎血管瘤可使脊柱，特别是腰骶关节活动受限；患椎有压痛；可有脊柱后凸、侧弯畸形；严重者可合并病理性骨折，出现压迫脊髓或神经根的症状。X线表现为局限性骨质破坏。

脊椎骨的骨巨细胞瘤较常见，以股骨下端、胫骨上端和桡骨下端为最多见。骨巨细胞瘤是一种潜在的恶性肿瘤，也称破骨细胞瘤，破坏性强，常有复发、恶变或转移的倾向。有的开始即为恶性，应提高警惕。患者多为30岁上下的年青人。主要症状为局部疼痛、压痛、肿胀和功能障碍。常合并病理性骨折，有时可出现脊椎或脊神经根压迫症状。X线表现为椎骨的溶骨性破坏，可波及整个椎体。

多发性骨髓瘤也较常见，是骨髓内浆细胞恶性增生所造成的恶性肿瘤。多发生于40岁以上的成年人，男性多于女性。好发部位为脊椎骨、肋骨、骨盆骨和颅骨。早期症状为局部疼痛，逐渐加重。后期出现全身乏力、贫血和恶液质等。脊椎骨可发生病理性骨折、脊柱畸形，严重者出现脊髓或神经根压迫症状，以至截瘫。肾功能损害明显。骨髓象可见大量浆细胞。X线表现为溶骨性破坏。

脊索瘤好发于骶尾椎和颅底的蝶枕部。由残留或异位的胚胎脊索产生，是一种生长缓慢的低度恶性肿瘤，局部破坏性大，手术后极易复发，但很少发生转移。临床上较少见。患者多为40岁以上的中老年男性。早期症状为局部疼痛，脊柱活动受限，马尾、脊神经根或直肠、膀胱出现受压迫症状。肿瘤穿破脊椎后形成软组织肿块。直肠指检可发现骶骨前方肿块。X线表现为骶骨溶骨性破坏，常见软组织肿块阴影。

原发性脊柱肿瘤应与细菌感染性疾病，如结核、化脓性脊柱炎等炎症，以及先天性、代谢性骨疾病、类风湿性关节炎和骨关节炎等相鉴别。

## 常见腰腿痛病如何鉴别？

常见的腰腿痛病很多，这里选择主要的、代表性的疾病作简要鉴别。

（1）急性腰扭伤：多有腰部的闪、扭、挫伤史，立即或短时就发生急性腰痛，往往剧烈难忍，活动时痛加剧；腰部有明显压痛点，腰肌痉挛，腰部姿势异常，活动障碍。但少有下肢放射痛。X线及化验均无特殊发现。

（2）腰肌劳损：过去可能有外伤史或劳累史；在某种动作或姿势下引发腰痛，多为胀痛；腰部压痛广泛；可有骶棘肌痉挛，脊柱活动受限。

（3）腰椎间盘突出症：外伤史；较重腰痛和放射性腿痛，腹压增加时，可加剧疼痛；可有脊柱侧弯，腰椎生理前凸消失；椎间隙变窄；直腿抬高试验阳性，伴下肢神经症状；X片：脊柱侧弯，椎间隙变窄，左右不对称或前后不对称；CT或MRI显示：椎间盘脱出。

（4）腰椎管狭窄症：外伤史不明显；腰腿痛反复发作，病史较长；下肢麻木，行走无力。自述症状重，客观体征轻。间歇性跛行是本病主要特点。X线可见椎间隙变窄，后关节肥大，椎管内径狭小。

（5）腰椎结核：可能有肺结核史；腰痛，晚上痛醒，活动时加重；全身乏力、消瘦、低热、盗汗；腰肌板样痉挛；脊柱活动受限，并可有后凸畸形和寒性脓肿；X线片：椎间隙变窄，椎体边缘模糊不清，有骨质破坏；寒性脓肿存在时，见腰大肌阴影增宽。血沉高。

（6）脊柱退行性骨关节炎：腰部钝痛，劳累或阴天时加重，晨起时腰部僵硬，活动后减轻；脊柱前屈、背伸活动受限；X线片：大多有椎体边缘骨质增生，椎间隙变窄，严重者见骨桥形成。

（7）类风湿性关节炎：自身免疫性疾病，全身性结缔组织病变。好发部位为手足小关节（周围型）和脊柱（中心型）。多见于青壮年。起病隐匿，先有乏力、肌肉酸痛等；随后出现关节疼痛、发僵、肿胀；全身症状有不规则发热、贫血、血沉快等；病变发作与缓解交替出现；最后关节活动极度受限，畸形或强直。类风湿因子阳性者约占八成。X线：骨质疏松，关节间隙变窄，关节畸形，骨柱强直等。

（8）强直性脊柱炎：以脊柱僵硬、强直为主要特征，是一种独立的疾病。病变多自骶髂关节开始，逐渐向上发展致颈椎。多发于青壮年男性，腰骶部、背部、胸部和颈部均可有疼痛；整个脊柱强直，活动极度受限，影响心肺功能。X线：骶髂关节变化最早：可见关节边缘模糊、硬化；脊柱小关节融合，驼背，骨桥或"竹节"样变；类风湿因子阴性；贫血；活动期血沉快。

（9）先天性变异（脊柱隐裂和移行腰骶）：摄X线片比较容易识别。

（10）老年骨质疏松症：腰部钝痛或剧痛；脊柱活动受限，

圆背畸形；X线显示骨质疏松。

（11）脊柱肿瘤：腰部剧痛，夜间尤甚；体征各异；X线见椎体破坏，压扁，椎间隙完整。

（12）妇科性腰痛：腰骶部痛，常与下腹痛同时存在，与月经期有明显关系。

（13）内脏性腰痛：有某内脏病的主要特征，腰痛仅是附带症状之一。

（14）泌尿系统性腰痛：常为腰部绞痛，伴尿频、尿急、尿血；腰部叩痛；X线摄片：结石可能见到。

（15）其他：第3腰椎横突综合征、臀上皮神经损伤和坐骨神经骨盆出口狭窄症等。

## 什么是下肢动脉硬化性闭塞症?

下肢动脉硬化性闭塞症常与某些骨科疾病混淆，故特提出加以说明。不少中老年人腿疼、麻木、抽筋，往往找不到原因，易被误认为缺钙所致。事实上经补钙后，这些症状未见明显改善，就可能另有病因。因此，在寻找腿疼的病因时，不要忘了一种常被人忽略的"下肢动脉硬化性闭塞症"，它在老年人中较常见。

说到动脉硬化，人们一般把它定格在心脑部位，很少想到下肢。一旦中老年人下肢出现疼痛、麻木、酸胀和间歇跛行时，多以为患了退行性关节炎、"老寒腿"、骨质疏松或脉管炎等疾病，随之进行相应的治疗，如补钙、贴膏药、服用止痛或扩血管药物等，可疗效总是事与愿违。直到出现皮肤溃疡、足部坏疽时，才引起警觉，不得不到医院检查，待到明确诊断"下肢动脉硬化性闭塞症"再治疗，往往已为时太晚。

下肢动脉硬化闭塞症由下肢血管出现硬化性斑块所致。斑块可部分或全部堵塞下肢血管，血管腔变窄，使流向下肢的动脉血减少，回流心脏的静脉血受阻，出现下肢血液循环障碍，导致下肢组织缺血、缺氧、缺营养，时间一久，就产生皮肤青紫甚至溃疡、坏疽，出现下肢、脚趾疼痛、麻木、酸胀和行走困难等症状。

下肢动脉硬化性闭塞症虽属血管外科病，但骨科医生对此不能一无所知，应有所了解，以利于鉴别诊断。该病在我国老年人群中的发生率有逐年增多之势。不少患者因麻痹大意或医生误诊错过最佳治疗时间，导致最后被截肢，非常可惜。为此，患者应提高警惕；医生应提高鉴别诊断能力。

一是若腿疼发生，经治医生不能想当然地认为其必定是骨科病，应全面检查，包括下肢血管检查，以排除下肢动脉硬化性闭塞症。另外，间歇性跛行也并非腰椎管狭窄症所独有，也可能因腿部动脉供血不足或缺血所致。而下肢剧烈疼痛多表明血管狭窄已造成堵塞。

二是仔细鉴别动脉闭塞症和骨科疾病。前者除了疼痛外，还会有下肢冰凉感，体表温度低于其他部位。另外，还可以按摸足背动脉，该动脉大致位于足背隆起最高处内侧，若动脉没有跳动感或很微弱，表明动脉闭塞的可能性大。

三是定期全面体检。下肢动脉闭塞预警全身动脉硬化。它不仅可能引起下肢坏死，造成截肢，还警示机体其他部位的动脉硬化状况也已非常严重。临床显示，下肢动脉硬化闭塞症的患者若不及时治疗，发作后 5 年内的死亡率高达 20%。

老年人平时应采取预防措施，防患于未然。如适当服用一些软化血管、恢复血管弹性，还能清除并溶解血管壁上沉积斑块的中西药品或保健品，保障血管健康，促进血液正常循环，预防全身动脉硬化症的发生。

# 治疗篇

## 颈肩腰腰腿痛有哪些非手术疗法？

颈肩腰腿痛病的症状纷繁复杂，治疗康复手段切忌以"不变应万变"，而应及时查清病因，在治本的同时治标，审时度势，采取相应对策。

早期颈肩腰腿痛病人，包括多数腰间盘突出症患者，多需非手术治疗。其方法简便，并发症少，费用低廉，病人易接受，疗效满意，是首选治疗方法。正确综合应用各种非手术疗法，可望治愈大部分早期腰腿痛病人。即使需要手术治疗者，也需在术前后应用各种非手术疗法配合或辅助。

对于不能耐受手术治疗的腰椎管狭窄症病人，也可试用非手术疗法，但多数病人的疗效可能不太理想。

目前临床上常用的非手术疗法有：卧硬板床休息；腰围制动保护；局部热敷；理疗；腰背肌功能练习；口服或外用消炎止痛、活血化瘀的中西药物等。

这些措施可减轻劳损的腰肌、突出的腰椎间盘或骨刺等对腰神经根刺激压迫产生的无菌性炎症，在一定程度上缓解病人的腰腿痛症状。特别强调，卧硬板床休息是确保腰肌劳损、腰椎间盘突出症等疾病康复的有效手段，最好绝对卧床休息3～4周。

对于70岁以上，有全身退行性病变，特别是合并高血压、糖尿病或心肺功能障碍的腰腿痛患者，采用非手术疗法缓解疼痛既安全，又有效，其他方法可能加重或诱发心脑血管病。脑功能退变的老人，若经常发作腰腿痛，易引发抑郁症或焦虑症。为此应先解除晚间疼痛，保证老人睡眠休息，防止引起血糖、血压波动或心脏病发作；再确保老人白天走路不痛，生活能自理；三是改善全身血液循环，避免血栓形成或引发肺炎等并发症。因此，要在医生指导下合理使用镇痛等药物，同时进行适当抗焦虑治疗，帮助患者恢复正常生活自理能力。

若正规保守治疗半年以上无效者，才考虑手术等其他治疗方法。

## 落枕如何治疗？

一旦发生落枕，先不要紧张，静下心来对症处理。局部热敷，保暖，可用热毛巾或热水袋热敷患部，也可用舒筋活血的中草药煎水浸热毛巾外敷。稍后在颈后疼痛部位以轻柔手法按摩，之后贴上消炎止痛膏，或用止痛喷雾剂喷洒疼痛区；也可针灸，拔罐。不睡高枕、硬枕。经3天左右的治疗和休息，一般可缓解疼痛，进入康复期，能活动头颈。病情较重时，应上医院治疗，如做理疗等，可改善局部血液循环，使紧张的肌肉放松，减轻疼痛。仍有明显压痛点者，可用1%普鲁卡因5ml或2%利多卡因2ml做局部封闭，可止痛。

值得指出的是，推拿手法固然可以用来治疗顽固性落枕，但必须由经验丰富的医师施行，切不可让一知半解的好心人"帮忙"，万万不能强扳颈部，更不可强求扳出响声，因为旋转颈椎的手法一旦失去控制，会造成危险，这方面的教训已不少。另外，不妨可以同时服用一些活血化瘀的中药。

急性期应适当控制颈部活动，不勉强屈伸、侧屈和旋转颈部，能动到什么幅度就到什么幅度，以不引发或加重颈痛为限。

## 颈椎病的治疗原则是什么？如何进行保守治疗？手术指征呢？

颈椎病的治疗不外乎保守治疗和手术治疗两大类。治疗原则是：颈椎病早期一般先试用保守疗法；保守治疗能治愈或好转的，就尽量用保守疗法，中西医结合；脊髓型颈椎病，以及其他类型颈椎病经半年以上正规保守治疗无效者，全身情况允许，才考虑手术治疗。

保守治疗包括颈椎牵引、理疗、药物、推拿、针灸和颈领保护等方法，应综合应用这些中西医结合疗法。

（1）颈椎牵引：通过牵引，使颈部得到充分的局部休息；限制颈椎活动，使局部充血、水肿迅速消退；并使椎间隙、椎间孔增大，减轻对神经根的刺激和压迫；改善颈部肌肉痉挛，使病情缓解，症状消失。除脊髓型颈椎病外，是行之有效而又被广泛采用的治疗方法，有效率达71%。

（2）理疗：也是较为有效的保守治疗手段。采用热敷、透热（蜡疗）、直流电、低频脉冲、电脑中频、激光和药物离子导入等方法，解除颈部肌肉痉挛，使神经根及其周围组织的水肿消退，改善脊髓、神经根等组织的血液供应，使症状得到控制。

（3）药物：服药是为了止痛、扩张血管、改善营养和调节神经系统功能。可适当使用非甾体类消炎止痛药，如苏榕、扶他林、芬必得、萘普生、布洛芬、肠溶阿司匹林和美洛昔康等，但不能长期服用，因对胃有刺激。扩张血管药能改善神经根及脊髓的血液供应，增进细胞新陈代谢，常用地巴唑、烟酸和血管舒缓素等；改善营养和神经功能的药有维生素 $B_1$、维生素 $B_{12}$ 和谷维素等。还可服用中成药和汤剂，以及采用穴位中药贴敷等药物外用疗法。

（4）推拿：起到舒筋活血、理肌整复的作用。常用手法为：拿、按、揉、滚、推、扳、拍、击、拔、转等，结合穴位，可加减手法。但必须由有经验的推拿师操作，严禁暴力旋颈。

（5）针灸：包括针刺、电针和穴位中药液（如复方丹参注射液）注射等方法，有一定疗效，尤适合症状轻的老年人。

（6）颈领保护：对神经根型、椎动脉型和交感型颈椎病患者更为适用，可减轻症状，保护神经，改善头颈部血运。

颈椎病的手术指征：上述保守治疗无效，且 X 线摄片、脊髓造影、CT 或核磁共振明确有脊髓腔阻塞或脊髓、神经根受压者，结合全身情况，可考虑手术。具体而言，如急性颈椎间盘突出症已压迫脊髓，引起下肢活动障碍者；颈椎管狭窄严重压迫脊髓者；颈神经根受压，引起颈肩及上肢严重疼痛并活动受限者；颈椎不稳定，使椎动脉或交感神经受压，头晕、恶心、呕吐和视力模糊者，等等，应选择手术。但颈椎手术是有一定风险的，也可能有并发症，术前应向患者家属讲清楚，并由家属代表签字同意。

### 肩周炎的非手术疗法有哪几种？该病能不治而愈吗？

肩周炎如得不到及时治疗，则肩关节粘连，腱袖钙化，肩肌萎缩，肩功能障碍，最终导致肩关节功能完全丧失。

肩周炎是慢性病，治疗一定要持之以恒。为使肩关节功能恢复到基本正常，需要付出艰辛的代价。坚持肩关节功能锻炼是治疗本病的关键。但这并不意味着可以忽视保守治疗。规范、系统的保守疗法，对促进肩周炎好转或痊愈起着重要作用。这里介绍几种常用方法。

理疗是治疗肩周炎的方法之一，可改善局部血液循环和组织营养，加强肌力，减轻肌萎缩，扩大关节运动范围。比较有效的理疗方法有：红外线热疗、电疗法、场效应磁疗和超声波疗法。还有按摩器、频谱仪也可选用。平时可用热毛巾外敷或酒精蒸热后外敷，有一定效果。

针灸治疗肩周炎，对止痛和恢复肩关节功能有疗效。除传统针灸外，还可选择电针、激光针和微波、推拿等，可提高疗效。

在肩周炎的不同病情阶段，应采用不同的推拿手法。其原则是：分期诊治，消除炎症，松解粘连。以肩痛为主的患者，应用轻柔手法，如摩法、揉法和滚法等，可舒筋活血，通络止痛，改善血循，促进局部代谢，加速炎症渗出物的吸收，加快肌腱及韧带的修复。以粘连、功能活动受限为主的患者，可采用较重的手法，如扳、拔伸、摇、抖、搓等，并配以肩关节功能位的被动运动，以松解粘连，滑利关节，促进肩关节功能改善或恢复。但肩周炎急性期不宜进行推拿。

封闭疗法对肩周炎效果较好。局限性压痛点注入 0.5% ~1% 普鲁卡因及氢化可的松混合液 5 ~ 10ml，每 5 天 1 次，连续局封 3 ~5 次。局封后应观察 15 ~30 分钟，看是否有不良反应；6 小时内不可洗澡、擦洗。局封可抑制无菌性炎症，有较好的止痛作用，肩关节可立即进行适当活动。

功能锻炼是治疗肩周炎的关键。方法有主动和被动两种，以主动功能锻炼为主。主动者利用患肩肌肉的收缩活动，达到防止肩周肌肉萎缩，改善肩关节功能的目的。被动锻炼时患肩肌肉不收缩，由外力使肩关节被动地活动，以松解肩关节粘连和挛缩，加大肩关节活动度。根据是否使用器械，又可将功能锻炼分为徒手锻炼和器械辅助锻炼。爬墙法和甩手法都属徒手锻炼。

有人认为，肩周炎不用治疗，自己会痊愈的。这是一种糊涂观念，或者说是误导。固然，比较多的肩周炎患者在发病两年内，即使不接受任何治疗，疼痛会自行缓解，活动也会恢复到一定程度，从这个角度看，似乎肩周炎"不治而愈"。但是，这两种情况足以说明问题：一是并非所有的肩周炎患者都可自行恢复；二是所谓"痊愈"的肩周炎，其肩关节功能存在不同程度的限制，肌肉有一定程度的萎缩，某特定功能位仍有肩痛。因此，一旦患了肩周炎，无论轻重，不能等它"自愈"，应及时治疗，把症状消灭于萌芽状态，同时加强防寒保暖，以免病情加重。那种所谓"肩周炎不治而愈"的说法，是没有科学依据的。

## 怎样治疗网球肘？

网球肘以保守治疗为主。在急性发作期要做到局部制动、休息，也可用热敷、理疗和按摩，促进局部血液循环，必要时用石膏托固定 2～3 周。这些措施均有利于损伤的修复。磁疗可以达到止痛、消肿、化瘀，增加血液循环和促进损伤愈合的作用。应用中成药内服或外敷可达到通经活络、活血化瘀的功效。针灸局部也有一定效果。

如果肱骨外上髁压痛点局限，可考虑做局部痛点封闭治疗，即用曲安奈德 10mg 加 2% 利多卡因 2ml，或醋酸氢化可的松 0.5ml 加 1% 普鲁卡因 1.0ml 局部注射，每周 1～2 次，3～4 次为 1 个疗程，连续治疗 1～2 个疗程。局封当天禁止重体力活动。一般能取得较好疗效。

对于长期应用保守治疗无效或无明显效果的网球肘患者，如全身情况允许，可考虑手术治疗，从肱骨外上髁部剥离伸肌总肌腱附丽纤维，达到根治目的。当然，手术适应症应严格掌握。

无论是保守治疗还是手术治疗，在治疗过程中，必须保证患肢局部休息，免提重物，免用手做扭绞衣服等家务活，以免再损伤。要注意预防。在恢复工作及日常生活中，应掌握手工操作的间歇性和阶段性，改进工艺流程，合理分担工作任务和家务，尽可能减轻前臂与手部负担，避免肱骨外上髁部的肌腱筋膜损伤，防止症状复发。

### 腕管综合征如何治疗？

腕管综合征采用中西医结合的治疗方法。症状明显者，应用石膏托或夹板固定腕部于轻度背伸位；适当给予消炎止痛药；用曲安奈德或得宝松加2%利多卡因腕管封闭，每周1次，3~4次为1个疗程。封闭时注意避免损伤正中神经。中医有针刺疗法和穴位注射疗法，以及推拿等。

若非手术治疗无效，或有进行性大鱼际肌萎缩者，应采取手术治疗，切断腕横韧带，必要时还需进行正中神经束间松解术，效果较好。为巩固疗效，需避免腕关节过度劳累；局部保暖，不用冷水洗手。

### 治疗手足部腱鞘炎的主要手段是什么？

包括保守治疗（中西结合）和手术治疗两方面。

保守治疗：早期可进行局部固定、理疗、热敷、中药熏洗、针灸、推拿等，有一定疗效，但难以除根。现多采用可的松类药物混悬液加适量利多卡因做鞘内注射封闭，每周1次，3~4次为1个疗程，有较好的疗效。在注射封闭液后，局部可有不同程度的胀痛或发麻，一般2~3日后消退，不必紧张。注意患部保暖避寒。

手术适应证为：若半年以上保守治疗，特别是局封无效时（已完成疗程），则考虑做手术治疗。局部可触及增厚结节者，可在局麻下，解剖分离至增厚之腱鞘处，纵形切开并切除一小长条腱鞘，可使肌腱解除束缚，使肌腱能正常滑动。术后患肢减少活动，适当休息，24小时后开始手指或腕部功能练习，以防新的粘连。一般可获满意疗效。

腱鞘炎的预防，主要靠自律和劳逸结合。关键在于不过度、过强、过久使用手指、腕关节、肩关节和踝关节等，或者长时间高频率地重复同一动作，以免劳损、伤害肌腱或腱鞘，引发腱鞘炎。

## 胸廓出口综合征的治疗如何进行？

对胸廓出口综合征的治疗先保守，后酌情考虑手术。

保守治疗：适当休息，减少上肢过度外展及提重物；加强提肩胛肌功能锻炼；理疗；针灸；推拿；适当服用止痛药物；局部封闭也是一个好办法：如对前斜角肌综合征，可以这样操作：患者头转向对侧，在锁骨上 2.5cm，胸锁乳突肌锁骨头后缘处，嘱患者深吸气憋住，确定前斜角肌位置；短细针直刺皮肤，深度约 0.5cm 左右，即达前斜角肌内，回抽无血，注入可的松混悬液 1ml 和利多卡因 2ml，共 3ml，每 4~5 天 1 次，3~4 次为 1 个疗程，效果可以。封闭疗法的混合液不宜多，以免扩散至臂丛神经。对本病手法治疗时，切忌粗暴。

手术治疗：若病程长久，非手术治疗无效；或症状较重，出现肌肉萎缩者，可针对病因手术，包括颈肋切除术，前斜角肌切断术，经腋路第一肋切断术等，可解除对血管、神经的压迫而获得良好疗效。假如胸廓出口综合征是由锁骨骨折畸形愈合所致，则切除多余的畸形骨痂也能改善症状。

## 哪些腰椎间盘突出症患者适合保守治疗？有哪些方法？

超过 50% 的腰椎间盘突出症患者出现腰腿痛症状，尤其在活动时疼痛加剧，休息后则可减轻。在腰椎间盘突出症前期，腰部可有不适或疼痛，但不会引起下肢痛。待到纤维环膨出或髓核突出，继续压迫刺激脊髓、神经根，乃至神经受压时，下肢放射痛就逐渐明显。特别在劳累、长时间弯腰或应激状态后，患侧腿部会出现酸、麻、痛、胀。腿之症状，病根在腰。保守治疗是腰椎间盘突出症首选的基本治疗方法，约80%患者经保守治疗后，症状缓解或治愈。

腰椎间盘突出症保守治疗主要适用于：年轻人、初次发作或病程半年以内，时间较短、症状较轻者；休息后症状可自行缓解者；CT、MRI或X线检查无椎管狭窄、结核或肿瘤者。具体方法如下：

一是绝对卧床，腰下垫软枕。除大小便外，其余时间均影卧床，包括就餐。大部分轻症患者在卧床一两天后腰腿痛即可缓解；较重患者则可能需要卧床3~4周，起床时需戴腰带活动。此法简单有效，但病情较重者可能难于坚持。

二是腰椎牵引（骨盆牵引）。可在家中进行。卧硬板床，床脚抬高，视各人体重每侧用7.5~15kg重量牵引，每日1~2次，每次1小时，连续牵引3~4周。可减少椎间盘内压，扩大椎管容量，减轻对神经根的压迫，促进髓核回纳。牵引初期可有临床不适症状，一般1周后就较适应。至少持续牵引1个月。年纪大、孕产妇、骨质疏松、椎管狭窄或其他器质性病变者不适合做牵引。

三是局部理疗或中药热敷，每日1~2次，1个月为一疗程。可加速腰部血液循环，缓解肌肉痉挛和局部疼痛。

四是推拿。可采用揉、滚、按压、拔、拿、摇等方法，以适当力度按摩或推拿腰骶部软组织或腿部肌肉，可改善局部组织僵硬状态，促进无菌性炎症消退，减轻疼痛症状；降低椎间盘压力，促进髓核回纳；加强局部血液循环，恢复神经根正常功能。年老体弱及孕妇，不宜用重手法推拿。

五是封闭疗法。采用椎旁神经根封闭和骶管内注药两种方法。可以消炎止痛，缓解肌痉挛。孕妇忌用封闭。

六是针灸疗法。可用传统针刺法，还有新式的电针、激光针、微波针，以及刺络拔罐法。可起到改善局部血循和止痛的作用。

七是适当应用非甾体类止痛药物，如芬必得等。急性期可适当加用激素类药物，但不宜常用。

总之，保守治疗旨在使腰椎间盘突出病灶和受刺激神经根的炎性水肿加速消退，从而减轻或缓解其对神经根的刺激和压迫。

## 哪些腰椎间盘突出症需要手术？禁忌证是什么？

符合下列条件的腰椎间盘突出症，一般有必要进行手术。

（1）诊断明确，病史超过半年，经正规非手术疗法无效，腰腿痛症状严重者。

（2）症状显著，屡屡复发，影响工作、学习和生活的中青年患者。

（3）中央型腰椎间盘突出症，压迫马尾神经，症状明显，应尽早手术。

（4）腰椎间盘突出症髓核突出压迫神经根，出现肌肉麻痹或下垂足现象，应尽早手术，否则难以恢复。

（5）病史虽不典型，或症状不太严重，但久治无效，影响步行或活动，经脊髓造影或硬膜外造影、CT、MRI（磁共振成像）等检查有明显压迫征象、椎间盘突出较大者。

（6）腰椎间盘突出症合并有其他原因所致的腰椎管狭窄者，需做椎管探查术。

传统手术方式多样，按病情需要选择。可采取椎板开窗、半椎板切除或全椎板切除等进入椎管的手术途径，完整摘除突出的椎间盘组织，解除对马尾或神经根的压迫。

应当说，绝大多数有手术指征的腰椎间盘突出症患者，经手术可获得满意疗效。但也有少数患者手术后仍可复发，需要再次手术或多次手术。对此，患者不必过于焦虑，失去信心，有的"复发"不是原椎间盘未摘除或清除不干净，而是邻近椎间盘又突出，是新的腰椎间盘突出症需要再手术。虽然创伤大，但解压一般比较彻底。

但有下列情况的腰椎间盘突出症患者禁忌手术：腰椎间盘突出症疼痛症状较轻，对工作、学习和生活没有影响者；首次发作，未经正规保守治疗者；合并广泛的肌纤维织炎和风湿病者；虽有手术指征，但有手术或麻醉禁忌症（如心脏功能差）者；临床怀疑腰椎间盘突出症，但 X 线、CT、MRI 等辅助检查未提供依据者；合并心脑血管病变或糖尿病者。

## 腰腿痛患者在什么情况下应尽早手术治疗？

如少数腰椎间盘突出症患者，经半年以上正规保守治疗效果不佳，或虽有一定效果但症状反复发作者，可以考虑手术治疗。腰椎间盘突出症患者持续、交替出现坐骨神经痛，神经损害进行性加重，因神经根受压而出现下肢肌肉麻痹、阴部麻木、感觉减弱或消失，排尿、排便乏力，乃至尿潴留或大小便失禁，男性出现阳痿者，应尽早手术；或少数病人症状急性发作，疼痛剧烈难忍，严重影响生活，非手术治疗难以奏效者，也应尽早手术治疗。

若腰椎管狭窄症患者出现间歇性跛行症状，行走距离越来越短，走一段歇一阵蹲一下者，一般非手术疗法难以有效缓解症状，需尽早手术治疗。早期做穿刺性微创治疗是最佳选择，可立即消除或改善症状，提高生活质量。

对急性、持续或顽固性腰腿痛，应警惕是否系恶性肿瘤所致。先到医院查明原因。医生通过详细的体格检查，结合 X 线片、CT 或核磁共振等影像学检查，多能明确病因。若是恶性肿瘤应立即治疗。万万不可粗心大意，或存侥幸心理。

腰椎结核虽然也可引起腰痛及下肢放射性麻痛等症状，但由于其治疗原则及预后与一般腰腿痛不同，因此需特殊专科治疗。另外，某些妇科病、肾脏病也可引起腰腿痛症状，常与骨科疾病相混淆，应注意鉴别，分类治疗。

目前腰椎手术比较成熟，并发症少，手术切口小，绝大多数病人疗效满意，术后 1~2 个月能恢复正常工作与生活。

核磁共振是腰椎病人术前常用的检查项目，也是一些术后病人复查必须的手段，以了解术后腰神经根减压情况，更是某些病情复发者必不可少的鉴定方法之一。目前纯钛或钛合金制成的脊柱内固定物，与磁场没有相互作用，不妨碍病人术后仍能接受核磁共振检查，这有利于总结腰椎病的手术治疗效果。

## 为何游泳可助颈肩腰腿痛康复？

游泳对颈椎病、肩周炎、网球肘、腰肌劳损、腰椎间盘突出、膝骨关节炎等颈肩腰腿痛慢性病和肢体骨折后的康复好处多多。适当的游泳康复训练，可使疼痛症状得到明显改善，其效果在一定程度上优于其他运动方法。

游泳能增强肢体的力量和柔韧性，使骨骼坚韧，肌肉强大，关节灵活；同时改善肢体血液循环，促进导致颈肩腰腿痛的无菌性炎症消退，使疼痛减轻或消失。由于水波的不同压力，加上水温变化，使肢体血管产生适度的收缩舒张运动，增加血管弹性，净化血管，降低血脂，避免血管硬化，对预防心血管疾病颇有裨益。对于伴有心血管病的颈肩腰腿痛患者而言，更有综合治疗和康复作用。

游泳还能减肥，而减少体重可缓解腰腿痛。有资料显示，人在标准游泳池中拨水跑步20分钟所消耗的热量，相当于以同样速度在陆地上活动1小时，在减肥的同时，也使腰腹肌得到锻炼。经常游泳还能调节体温，增强抵抗力，不仅减轻颈肩腰腿痛，还能增强心肺功能。在水中，胸腔承受的压力比在陆地上大，为适应此种压力，就需用力呼吸，增强呼吸力量，从而增大肺活量，十分有利于肺功能改善。此外，由于在水中全身肌肉得到放松，还能预防失眠和神经衰弱。

即使你不会游泳，在水中转颈扭腰、舒肩展臂、伸髋屈膝或活动几下手脚，也能改善颈肩腰腿痛。如你会游泳，应对某些颈肩腰腿痛病选择适当泳姿，才有利康复。如骨关节炎患者，尽量不取蛙泳，因涉及到膝关节旋转运动，可对软骨与交叉韧带有损伤，而选择自由泳、狗爬式或仰泳则较合适；若是腰肌劳损或腰椎间盘突出症患者，则忌蝶泳，应选择蛙泳、仰泳，可使腰部肌肉放松，避免旋转和伸屈腰部脊椎及腰肌。

专家指出，不要一入水就以某一标准姿势游泳，需先在水中漫步或漂浮放松一段时间，再结合引发颈肩腰腿痛症状的相关肌群进行配套游泳锻炼。若游泳姿势与相关症状康复要求不匹配，则越游越糟糕，会加重原有病情，因游泳不当导致腰伤者并不鲜见。

游泳康复训练以一周3次为宜，无需天天游。否则会导致腰肌、腰椎、四肢关节等组织过度疲劳，乃至损伤，不仅达不到康复目的，还会加重病情。最好在医师指导下进行科学合理的游泳康复训练。

### 自我按摩缓解腰腿痛有哪些手段？

一般的腰肌劳损、腰背筋膜综合症征、腰椎骨折后康复、腰椎间盘突出症的初期等病症，患者多可在医师指导下，通过自我按摩或推拿手法缓解症状，改善疼痛等不适。现提供几个具体方法供参考：

一是摩腰。站立，两脚分开同肩宽。两手握拳，拳眼侧贴着两侧腰部，用力上下摩动。先从骶部开始，从下往上摩至肋弓下缘，再由上向下，计一回合。摩动速度要快，直至摩得皮肤发热为止，一般每次摩腰需 20 回合，每日早晚各 1 次。

二是揉臀。体位同上。用一只手掌的大鱼际处贴着同侧臀部，顺时针或逆时针揉 30 圈；然后用另一只手揉另侧臀部至少 30 圈。但有疼痛侧臀部应多揉 10 ~ 20 圈。每日 1 次。

三是推拿腰臀腿部。先左弓箭步站立，叉腰；右手掌虎口张开，拇指在前，紧贴同侧腰部，然后用力向下推至臀部，再往下延伸，推至大腿、膝关节、小腿及踝关节为止。整个身驱也随之向右侧弯。然后换右弓箭步站立，用左手虎口以同法推拿左侧腰臀腿部。每交替推一次计一回合，每日共进行 10 回合。

四是指压命门穴。该穴在第二腰椎棘突下凹陷处。站位或坐位。用一手或两手拇指交替用力按压命门穴，使该穴有酸胀感，再反复揉动 30 次。每日早晚如此按压各 1 回。

五是旋揉肾俞穴。该穴在第二腰椎棘突旁，即命门穴外侧约两个手指宽处。体位同上。用右手拇指旋揉同侧肾俞穴，产生酸胀感，感到有足够酸胀度后，反复揉动 30 次。然后再换左手以同法同力度旋揉同侧肾俞穴 30 次。每日早晚如此旋揉各 1 回。

专家提醒，由于腰腿痛原因很多，所以患者应先到正规医院就诊，明确诊断及相关按摩适应证后，再在专业医生指导下选择合适的按摩方法。

## 如何合理调节身体姿势防治腰腿痛？

腰腿痛的预防，除主要加强劳动保护外，还要注意平时合理调节身体姿势，特别是站、坐、卧、行姿，这对腰腿痛的防治和康复不可或缺。

站姿。站立不应过久，站一段时间后适当进行原地活动，特别是腰背部伸屈侧弯活动，以消除腰背肌的疲劳。

坐姿。正确的坐姿应该是上身挺直，收腹，下颌微收，双下肢并拢。这种坐姿由于腰骶部韧带、肌肉等不受过度牵拉，能使腰椎保持正直，身体消耗的能量较少。坐靠背椅时，在保持上述姿势基础上，尽量将腰背紧贴倚靠于椅背，或加垫背，使腰骶部肌肉放松，不致于太疲劳。

睡姿。从生物力学角度出发，如睡眠姿势不当，不仅可诱发腰腿痛，而且会引起颈腰椎病。侧卧应略微屈腰，仰卧应伸展身躯，这样可使肌肉，尤其是腰背肌处于松弛状态，有利于入眠，还可缓解或预防腰痛。此外，应选择木板床加厚垫，软床易使腰椎生理曲度改变，导致腰肌及其他软组织劳损。

行走。腰腿痛的女性不宜穿高跟鞋行走，最好穿运动鞋、皮鞋或布鞋。无论何种鞋，鞋跟高度应控制在3cm左右较合适。否则，腰腿痛几率大大增加。

懂得了正确身体姿势对改善腰腿痛的重要性，就应在日常生活和工作中保持，成为自觉的生活习惯，则可望收到事半功倍的效果。

## 食疗能改善腰腿痛症状吗？

临床实践证明，科学的饮食疗法可以防治腰腿痛病，改善腰腿痛症状。基本要求是：控制饮食，避免肥胖；合理膳食，多食两素；调节热量，科学调配；力戒抽烟，限制饮酒。

一是控制饮食，避免肥胖。专家用放射性同位素研究人体组织结构表明，身体净重（除去脂肪量）随年龄增长而下降。而现实生活中中老年人胖多瘦少，问题出在过量饮食导致过度肥胖，这是引起中老年人腰腿痛病的重要原因之一。所以，不管是从防治腰腿痛角度，从防治冠心病等慢性病角度，还是从防衰老防退变角度，均应控制饮食，忌暴饮暴食，保持正常体重，避免肥胖。

二是合理膳食，多食两素。两素是指富含维生素和纤维素的饮食。维生素 A、维生素 C、维生素 D 和维生素 B 族，是人体不可缺少的营养物质，但有些脂溶性维生素，如维生素 D 等易缺乏，应注意补充。可适当吃些牛奶、米糠、麸皮、胡萝卜等新鲜蔬菜和水果。营养研究发现，60～90 岁的杂食人群中，约有 30% 患骨质疏松症；而常年素食者，只有 18% 患该症。骨质疏松是腰腿痛的病理基础之一。因此食谱合理，适当增加素食比例非常重要。

三是调节热量，科学搭配。在饮食配方时，不仅考虑饮食的品种、数量和质量，还要考虑不同食品热量、营养成分的科学搭配与调节。若在热量上不明确或不控制，那饮食配方仍是盲目的、不科学的。因体内的蛋白质、脂肪和糖三者可以相互转化。因此必须对饮食的数量、质量和热能做科学的搭配，否则事倍功半。

四是力戒抽烟，限制饮酒。主动或被动吸烟不但可诱发心肺疾病，而且是多种恶性肿瘤的促发因素，对男女生育功能也有危害。最近，越来越多的资料表明，吸烟还是慢性腰痛的病因之一，且影响治疗效果。吸烟时，许多有害物质，尤其是尼古丁，被吸收入血液，使小血管收缩痉挛，口径变细，减少血液供应。另一种有害物质一氧化碳，则置换血液红细胞内的氧气，使腰椎间盘内本来就不足的营养更加减少，促使退变过程加重。在此基础上，可发生椎间盘突出症，引起腰腿痛。而酗酒的危害人尽皆知，不说别的，股骨头的无菌性坏死，酗酒就是罪魁祸首之一，我们已在本书的有关文章中详细论述过。

## 颈肩腰腿痛病有哪些特色疗法？

颈肩腰腿痛病的诊疗范围包括颈部、肩部、背部和腿部。其保守特色疗法有以下几项：

（1）三维牵引疗法。适应证：颈椎病和腰椎间盘突出等。

（2）硬膜外冲击疗法。适应证：颈椎病、腰椎间盘突出症、腰椎管狭窄症和腰椎滑脱等。

（3）中药离子导入疗法。适应证：颈椎病、腰椎间盘突出症、肩周炎、网球肘、腰椎管狭窄症、腰椎滑脱、腰椎骨质增生、坐骨神经痛、急慢性腰肌劳损、类风湿性关节炎、股骨头缺血性坏死、强直性脊柱炎、退行性骨关节病、骨质疏松症、膝关节滑膜炎、腱鞘囊肿、腱鞘炎、滑囊炎、髌骨软化症和跟痛症等。

（4）椎管内超容量灌注疗法。适应证：颈椎病、腰椎间盘突出症、腰椎管狭窄症和腰椎滑脱等。

（5）痛点阻滞疗法：适应证。颈椎病、腰椎间盘突出症、腰椎管狭窄、腰椎滑脱、坐骨神经痛、急慢性腰肌劳损、网球肘、膝关节滑膜炎、腱鞘囊肿、腱鞘炎、滑囊炎、髌骨软化症和跟痛症等。

（6）关节腔内给药疗法。适应证：膝关节滑膜炎、滑囊炎和髌骨软化症等。

（7）红光理疗。适应证：颈椎病、腰椎间盘突出症、肩周炎、网球肘、腰椎管狭窄症、腰椎滑脱、腰椎骨质增生、坐骨神经痛、急慢性腰肌劳损、类风湿性关节炎、股骨头缺血性坏死、强直性脊柱炎、退行性骨关节病、骨质疏松症、膝关节滑膜炎、腱鞘囊肿、腱鞘炎、滑囊炎、髌骨软化症和跟痛症等。

## 防治腰椎病应注意什么?

腰痛了是否需要按摩?这个问题同颈椎病有类似之处。应当清楚,腰痛只是系列腰椎病的一个容易让人感觉到的常见症状,可以由腰扭伤、腰肌劳损引起,也可以由腰椎间盘突出症、腰椎退行性病变导致,还可以因腰椎滑脱、骨质疏松等引发。当疼痛发作时应绝对卧床休息,而不适宜活动或锻炼。当然,也不可以推拿、按摩,须等腰肌等软组织内出血和水肿消退了,才可以按摩促进康复。但腰椎间盘突出症和骨质增生患者最好不按摩,以免发生严重后果,如下肢瘫痪等并发症。

腰椎病中特别应当引起我们注意的是腰椎间盘突出症。其病情发展可分为急性发作期、缓解期和康复期。在急性发作期,切忌乱活动、乱运动,更不能工作。正确的做法是卧床休息,有条件时去医院保守治疗或微创手术,有利于髓核回纳和纤维环愈合。在缓解期,可适当采用牵引、按摩等疗法,有助于椎间盘复位,但一定要在专业医生指导下进行。

手术治疗虽是治疗腰椎间盘突出症的一个重要方法,但不能滥用,不到万不得已时不采取。因为手术创伤大,恢复时间长,且费用不菲。特别是中老年人,由于年龄大以及伴随的疾病,都会使其免疫力降低,对开放性手术的耐受性差,加上术后卧床时间较长,易发生其他并发症,所以,尽量采用创伤小、恢复快、效果也不错的微创手术。

专家指出,为有效降低腰椎病的发生率和致残率,提高治愈率,应做到"三早":早预防、早诊断和早治疗。

早预防:了解腰椎病诱发原因,消除诱发源。如不宜久坐或久站;提重物先屈膝,主要靠腿部力量站起;注意腰背部防寒保暖;加强腰背肌锻炼等。

早诊断：凡 30～50 岁的人群，如有腰腿痛症状，应及时去医院作 X 线、CT 或核磁共振等检查，以明确病症，有针对性地治疗。

早治疗：病情较轻时采用中西结合的保守疗法治疗；若病情严重，则采取微创或手术治疗，以免后患。切勿麻痹大意，以为腰酸背痛是小毛小病，自行购药盲目对付。须知，有时腰腿痛还不一定是良性疾病，可能是恶性肿瘤呢，千万别想得太简单，要多问一个为什么。

## 近年腰椎间盘突出症的新疗法进展如何？有哪些优势？

近 10 年兴起的微创或介入术，统称"经皮椎间盘减压术"，正广泛开展。目前常用 3 种方法：一是化学消融减压术：往椎间盘内注射胶原酶或臭氧等；二是物理消融减压术：如激光汽化减压术、射频消融术、电热成形术、等离子消融术和冰冻消融术等；三是机械性髓核摘除减压术：包括在椎间盘镜下髓核摘除术、经皮穿刺髓核摘除术和经腹腔髓核摘除术等。这些减压术可微创解除神经压迫，消除神经炎症。有效率达 85%。

近年来，还有一些医院尝试用 CT 引导下脊神经根周围注射术或 CT 引导下硬膜外腔注射术，也是一种新型介入方法，将消炎药等药物精确地送达髓核突出或炎症部位，通过局部集聚高浓度药来迅速地消融髓核或消除炎症，疼痛缓解率可达 84%。本法除用于腰椎间盘突出症的治疗外，还适用于颈椎病、椎体轻度滑脱及脊柱术后镇痛。

据报道，目前腰椎间盘突出症最新的手术方式之一，是在髓核摘除的基础上，植入棘突间动态稳定系统，为腰椎提供非刚性固定的力学支撑，恢复腰椎的力学稳定性，防止邻近节段椎体加速退变。这对患者术后腰部功能的稳定和尽早康复又多了一种有效保障。

## 腰椎管狭窄症的治疗只能手术吗？手术指征有哪些？

腰椎管狭窄症首先考虑保守治疗。如卧硬板床休息 3~6 周，床上腰肌功能锻炼；骨盆牵引；热敷；理疗；针灸；推拿和骶管内注药等，均可不同程度地缓解腰腿痛，增加椎管静脉血回流，扩大腰椎管容积，改善水肿，松解粘连，减少对神经根的刺激和压迫，恢复肌肉功能。

如果上述治疗无效，病情较重，符合以下条件者，可考虑手术。

一是长期保守治疗无效者；二是有持续性或间歇性疼痛严重者；三是有明显功能病变者；四是有进行性神经功能损害者；五是有马尾综合征者（大小便困难，尿潴留等）。

总之，所有疼痛性跛行，肌肉力量明显减退或无力，下肢放射性疼痛超过腰背部疼痛者，其他检查能确定病变部位者，可考虑手术治疗。手术目的是解除椎管等对马尾及神经根的压迫。

手术方法包括中央的椎板切除术，广泛的外侧神经根减压。倘若手术影响到脊柱的稳定性，则同时做脊柱融合术。减压手术是根据病变范围确定切除椎板的区域，手术要看到马尾及神经根确实不再受压迫为主。手术理想的结果是臀腿部疼痛迅速消失。

## 急性腰扭伤与腰肌劳损的治疗有何不同？

急性腰扭伤早期应适当卧床休息，卧硬板床，可缓解肌肉痉挛，使损伤组织充分修复；按摩治疗：采取轻揉、按压、理顺、平复等手法，将嵌顿的滑膜解脱，扭错的关节突整复，错乱的软组织捋平回位，帮助损伤、有炎症的骨与软组织修复；还可用理疗、药膏贴敷和内服活血化瘀的中成药，如云南白药、七厘散等；必要时痛点局封。这些保守治疗均可取得较好疗效。但对疑有骨折、结核和肿瘤者，则做专科检查与治疗，不应盲目、长期地保守治疗下去。

腰肌劳损的治疗，关键在于腰背肌功能锻炼，可促使腰背肌肉复原，血循环得到改善，增强腰背肌肌力与肌张力。可采用"燕飞式背肌练功法"、"挺腹伸髋练功法"、"起伏滚动练功法"和"荷叶摆动练功法"等。手法治疗包括滚、揉、弹筋、捋顺、按压、点穴法等，能达到舒筋活血、解痉止痛、消炎祛瘀的功效。针灸和阿是穴封闭也可考虑。

平时应注意腰背部保暖，远离阴冷环境，不受风寒湿侵袭；避免劳累过度或再受伤；不要久坐或久卧；睡硬板床，腰下垫软枕；及时更换汗湿或淋湿的衣服。

## 腰椎小关节紊乱靠手法能"拨乱反正"吗？具体手法如何？

如果治疗医生有足够的手法治疗经验，那么，在仔细研究分析患者的扭伤史、体征和 X 线影像情况后，通过合理、轻柔的牵伸、旋转、点拨和拿捏等手法，大多可以完全复位腰椎紊乱小关节，达到"拨乱反正"、"立竿见影"的效果。复位成功的标志就是患者疼痛和脊柱畸形立即减轻或消失。在这方面，中医资深推拿师可能有更丰富的经验。

腰椎小关节紊乱手法治疗一般采用冯氏腰椎棘突偏歪复位法。具体操作：助手扶按住患者大腿，术者位于患者的背后，以一手拇指顶住偏歪棘突，并向健侧推挤，另一手使脊柱近段连同躯干向偏歪棘突做顺时针或逆时针方向旋转：取腰前屈 40°，上旋 30°，在上旋运动时，前一拇指顶住偏歪棘突继续用力向健侧顶推，一旦复位成功，即可听到声响，偏歪的棘突有移动感。然后再用拇指触诊法复查偏歪的棘突，如果真已回归原位，则该棘突尖端会位列脊柱正中线上，证明手法治疗确已成功。复位后让病人卧床休息，暂不做大幅度的腰部活动，特别是前屈和侧弯，以巩固疗效。

本病的其他治疗方法还有：骨盆牵引；牵引压腰法、斜扳法和背法；针灸疗法和封闭疗法等。急性期应卧床休息。

手法治疗成功后，可能稍留疼痛和腰肌僵硬，进一步用理疗慢慢促进恢复。加强腰肌锻炼，以防复发。

## 腰椎不稳症的保守治疗如何进行？

腰椎不稳症包括腰椎滑脱、腰骶椎隐裂和移行腰骶。

腰椎滑脱的保守治疗主要是卧床休息，睡硬板床，腰下垫稍硬些的枕头；可适当做理疗；用腰托保护；服止痛药等，以减轻腰痛等症状。对于腰椎滑脱症来说，能复位当然尽量复位，不管是保守还是手术治疗。

但专家特别指出，不能用推拿、牵引的方法试图复位滑脱的椎体。在缺乏有效固定的情况下，推拿只会使椎间松动幅度更大；而牵引，一时性暂可复位或部分复位，但一站立或一负重又回复原状，有时解除牵引后反而加重症状，所以不可取。

腰骶椎隐裂的治疗原则：无症状或仅有局部皮肤异常者不需治疗；神经损害轻微者可用针灸、推拿、服用神经营养药物和血管扩张药物；神经损害严重者，可行手术治疗。

移行腰骶引起的腰骶痛等症状，一般采用保守治疗：积极进行腰背肌锻炼；适当理疗、服药；症状稍重者穿腰围保护。必要时，也可选择针灸或推拿。

上述腰椎不稳症的具体保守治疗，应该这样进行：早中期，病程较短者，可采用理疗、按摩等方法；症状缓解或消退后，应加强腰背肌功能锻炼，如"飞燕展翅法"、"五点法"和"三点法"等，可增强腰背肌肌力，恢复腰部后方的正常结构和稳定性。

## 腰椎不稳症怎样进行"飞燕展翅法"、"五点法"、"三点法"和游泳锻炼？

一是"飞燕展翅法"：俯卧位，双上肢向后平展置于背侧，双下肢向后上方抬离床面，以腹部做支点，反复上述动作，每日3次，每次50下。

二是"五点法"：即伸髋屈膝举腰挺腹抬臀法，以双足、双肘和头枕部共5个支点，向腹侧挺腰抬臀，使腰部形成拱桥状，再放下，如此反复，每日3次，每次50下，待腰部肌力增强后，转用"三点法"练习。

三是"三点法"：在"五点法"基础上，撤掉双肘支撑点，变成了仅靠双足及枕三点支撑，同样挺腹抬起腰臀部，每日3次，每次30下。锻炼强度加大了，对练习力量的要求也高了。当然，此时腰肌的肌力已基本恢复正常了。

四是游泳锻练。依托水的浮力，较为省力地活动腰部，可增强肌力。

## 哪些腰椎滑脱症需要手术？一般做什么手术？

少数病例，特别是腰椎严重滑脱，下腰痛剧烈，坐骨神经放射痛明显，神经损害严重，或出现大小便功能障碍的病人，宜尽早进行手术。其他腰椎不稳症若存在腰椎骨性框架或支持韧带的结构性问题，半年以上保守治疗无效，或病情加重，或病程较长者，也要考虑手术治疗。

手术方法包括：椎体复位、脊柱融合、椎板切除、瘢痕切除、神经松解和纤维粘连带切断等。通过手术，借助器械，可将不稳定的腰椎节段给以复位，固定滑脱的椎体，解除对马尾或神经根的压迫，同时进行植骨融合，彻底消除腰骶部不稳定因素，并防止滑脱复发。

目前，随着先进脊柱内固定器械的不断出现，取骨及植骨融合方法的不断改进，一般的腰椎滑脱病人均可在一个切口内完成复位、减压及植骨融合等多项手术步骤，大大减轻了病人痛苦，缩短了手术时间，手术风险小，术后疗效满意。近年临床上采用先进的动态固定手术系统，既能稳定椎节，又有微动功能，是一项新技术，正在试用、探索阶段。

## 如何保守治疗膝关节半月板损伤？

本病一旦发生，首先考虑保守治疗：包括卧床休息、推拿、理疗、针灸、局封和下肢功能锻炼等。

要特别强化股四头肌功能锻炼。利用休息时间，仰卧床上，患下肢先紧贴床面，伸屈膝关节 50 下；再抬腿 50 下，伸屈膝关节 50 下。此为一套股四头肌功能训练组合，上、下午各练一次。至少坚持连续锻炼 1 个月，方见明显成效。练习时间的掌握，是感觉到股四头肌有酸胀感，即可中止，下次再练。练习间隙，再辅以手法，做股四头肌松解按摩，消除肌肉紧张。

必要时，对半月板损伤进行手法整复治疗，使撕裂、破损的半月板至少在关节内尽可能保持平整。如有膝关节交锁，可通过膝关节主动或被动（手法）的屈伸活动，平稳无痛地解除交锁症状，半月板复位时可听到响声。

对膝关节肿胀严重者，在严格消毒后，行关节穿刺抽液，再用弹力绷带加压包扎，或用石膏托固定 2 周。固定期间不忘同时进行股四头肌练习，防止废用性萎缩。此外，还可外敷消瘀止痛膏，内服伤药等。

保守治疗可达到平整复位、舒筋解锁、消肿止痛和活血化瘀的目的。

### 膝关节半月板损伤能否修补?

近年有较多学者提倡在关节镜下行半月板修补术，认为效果更好，可保留半月板。应当说，在现代技术条件下，凡青壮年患者，半月板破裂不严重，仅有半月板外缘小横裂，或半月板中心小纵裂等，症状明显，体征可靠，诊断明确，手术医师又具有足够的经验，是有可能修补的，可在关节镜下施行半月板修补或修整术。但其长期疗效尚待观察。

也有专家主张，因临床上遇到的半月板损伤，较多碎裂严重，治疗应以手术疗法为主。因为半月板损伤后，其自行恢复的可能性很小，为防止破裂的半月板在关节内异常活动而损伤关节面，造成创伤性关节炎，故一经确诊，即应尽早采取手术治疗。但患者年龄最好控制在45岁以上。

半月板还有因先天软骨盘发育障碍形成的盘状半月板，以及因外伤引起退行性变而导致的半月板囊肿。前者因受伤容易撕裂，造成关节交锁、不稳和疼痛；后者表现为慢性关节痛，运动时加重。两者均以青壮年多见。治疗以手术切除半月板为上策，以免留下隐患，影响关节功能或发生创伤性关节炎。也有对盘状半月板在关节镜下做修整成形术的，有不少成功的病例报告。

### 跟腱炎怎样治疗?

对跟腱炎的治疗，关键在于，尽快终止跟腱无菌性炎症的病理恶化过程，早日治愈，尤其是正值当赛之年的刘翔等黄金运动员。否则，其后果就十分严重，会导致早早终结运动生命的悲局。那多可惜！平常人也不应该轻视跟腱炎的危害。

科学治疗跟腱炎的要求是：一是立即停止或中止任何不合理、不科学的活动、训练和比赛，使跟腱在一定时间内尽快得到完全、彻底的休息，并进行规范的康复指导；二是疼痛发作时用冰袋冷敷患处，使血管收缩，加速血液及淋巴循环，减少毛细血管出血，减轻肿痛及炎症；三是用活血化瘀的消炎止痛膏或油膏剂，涂抹或敷贴患处，剧烈疼痛时适当使用止痛喷雾剂；四是理疗，如使用电脑中频仪或中药离子导入等，可减轻局部肿痛及炎症；五是损伤严重，或形成疤痕或硬结者，在保守治疗无效的情况下，酌情考虑手术治疗，进行跟腱修复或重建术。

总之，通过上述综合治疗，大多数跟腱炎是完全可以治愈的。不过在该病初起时，就要高度重视，及时治疗。刘翔的教训，值得我们吸取！

## 跟痛症有哪些治疗手段？

对于跟痛症，除跟骨骨病及骨折需及时做特殊处理外，其他原因引起的跟痛症可进行如下治疗。

（1）跟骨骨刺及滑囊炎所致的跟痛症，应减轻体重，少承重，减少站立及走路。在鞋内衬软垫或穿软底鞋，因有软垫做缓冲，跟骨在体重与地面之间的受压力减轻，血循不再受太大影响，可在很大程度上减轻跟痛，而且使用也比较简便。疼痛的消解，是良性刺激，可使无菌性炎症进一步消退。局部热敷、理疗或中草药熏洗，或用醋酸强的松龙局部痛点封闭，每周1次，连用3-4次，也有不错的效果。

（2）跟骨骨骺炎所致的跟骨痛多数可自愈。早期少承重，穿软底、软垫和有后跟的鞋。抬高足跟可使承重力线前移，减轻足跟受压。局部外用消瘀止痛膏，或用中草药熏洗。

（3）手法治疗：采用点按揉摩法，以活血化瘀，消炎止痛，祛壅除肿。

（4）功能练习：坚持做踝关节主动屈伸和旋转运动，保持踝部肌肉、韧带和关节的正常功能。夜间睡眠时最好在小腿下垫软垫，让足跟悬空，不受床面压迫，不但足跟舒适，还能改善足跟血液循环，进一步使炎症消退。

（5）手术治疗：跟骨骨刺及滑囊炎所致的跟痛症，经保守治疗无效，可行跟骨骨刺及滑囊切除术，或在跟骨外侧钻多个小孔，可减少骨内静脉压，但钻孔术近年少有报道。

总之，对跟痛症的治疗，不能千篇一律，必须区别对待。

## 腰椎退行性脊柱炎的治疗原则是什么？

腰椎退行性脊柱炎的治疗原则是：中西结合，保守治疗；必要时手术。

保守治疗：一是平时卧硬板床，必要时腰下垫枕或加较硬的席梦思床垫，不允许睡软床，如钢丝、棕棚或尼龙丝床；二是腰背肌锻炼，每日3次，每次至少做床上挺腹练习50次以上；三是腰围保护，以弹性软腰围为佳；四是针灸、体疗、推拿治疗，可改善腰背部血液循环；五是服中药，以补益肝肾为主，兼舒筋活血，如益肾坚骨汤、六味地黄丸、金匮肾气丸和丹参片等；六是必要时局部封闭或骶管内给药：取曲安奈德加利多卡因混合液注入腰背部阿是穴，进行穴位注射治疗，每周1次，连续3~4次，有较好的消炎止痛效果；也可将该混合液从骶管裂孔注入骶管，每周1次，3次为1个疗程。孕妇、老弱者不宜。平时注意腰背部保暖避寒，节制房事，禁止扭腰活动。

腰椎退行性脊柱炎系自然老化所致，难以抗拒，其腰痛不易根治，但可以做到减缓或控制病情发展，缓解症状，恢复患者的生活与工作能力；增强腰背肌功能。

## 骨关节炎对因治疗服什么药？有何优点？

骨关节炎对因治疗应服什么药呢？毫无疑问，首选国产盐酸氨基葡萄糖，即葡立胶囊。

按照国际分类标准，治疗骨关节炎的药分为两大类：对因治疗药物（特异性治疗药）和对症治疗药（非特异性治疗药）。目前，我国专家审定葡立胶囊是治疗骨关节炎的首选国产对因治疗药物，其有效成分盐酸氨基葡萄糖，是修复退化的关节软骨最需要的生理性物质，是海洋动物虾、蟹壳中提炼的壳多糖水解产物。

专家强调，葡立的优势在于它能直接作用于关节软骨，激活软骨细胞，调节其代谢平衡，促进软骨基质的合成，使软骨修复，并能抑制对软骨损害的物质，从而达到预防和治疗受损关节软骨的作用。适用于全身所有部位的骨关节炎治疗和预防，可以长期服用。

## 骨关节炎止痛用药原则是什么？

治疗骨关节炎的药物止痛治疗即对症治疗，应掌握3个原则：一是在关节炎症状发作、疼痛明显时服用，症状控制后立即停止服药。二是药物剂型和剂量要求个性化，即以最小剂量达到最佳疗效。三是可交替使用非激素类抗炎药物，但不应联合运用。

关节疼痛严重者，可口服解热镇痛剂，但常用的抗炎药阿司匹林和消炎痛不宜选用，应选不良反应较小的苏榕、扶他林 、萘普生或芬必得等。疼痛明显且有关节积液时，可在抽液后，向关节腔内注射强的松龙，每周 1 次，共 3 ~ 4 次。不宜服用激素。对于年龄较大的骨关节炎患者，往往伴有高血压、心脏病、肾炎或消化系统等疾病，应慎重选择非甾体类抗炎药物。

## 如何中西医结合治疗骨关节炎?

一是合理使用中成药治疗骨关节炎，可散风祛湿、活血化瘀和舒筋止痛。常用中成药有：木瓜丸、豨桐丸、骨仙片、骨刺片、抗骨质增生丸、壮骨关节丸和新近推出的附桂骨痛颗粒等。

二是辨证服用中草药。中医在将骨关节炎归属于"痹证"、"骨痹"范畴，指出其病因主要因肝肾亏损、慢性劳损和局部伤害后，分 3 型辨证给药。

对"血虚风入型"，方选风伤丸，或小续命汤加减：川芎、当归、赤芍、川断各 15g，黄芪、党参、生地各 20g，桃仁、红花、牛膝、地龙、桂枝各 10g。以补气益血，祛风通络。

对"劳损感邪型"，方选八珍汤加减：党参、黄芪、当归、熟地各 20g，白术、云苓、川芎、地龙各 15g，白芍、灸甘草、木瓜、寻骨风各 10g，生姜、大枣为引。以补血续损，祛风止痛。

对"阳虚血凝型"，方选增生汤或乌头汤加减：泽兰、莪术、木瓜、川芎、萆薢、红花各 6g，当归、穿山甲、鹿衔草、川断、怀牛膝各 9g，制川乌、制草乌、甘草各 3g，白花蛇 1 条。以温经壮阳，活血通络。

三类方药，每日 1 剂，水煎取汁，分次温服，可取得显著疗效。

少数骨关节炎严重的髋、膝关节，需要视情做修整关节的手术，还是关节重建术。一些特殊部位的骨刺，若严重压迫神经、血管或脏器，如颈椎体前骨刺压迫食道，锥体后骨刺压迫神经根或脊髓等，全身情况允许，应做骨刺切除术。具体手术方法还包括关节镜骨赘清除术、骨融合术、关节成形术、关节固定术和人工关节置换术等。

## 如何使用CT 对腰腿痛病进行微创治疗？

在 CT 导引下，将药物引入腰腿痛病变部位进行治疗，属微创治疗。该治疗有较多优点：适宜治疗范围较广；CT 检查可清晰看到腰椎间盘及周围神经根、骨性小关节，穿刺针可避开它们；定位准确，可将药物直接注射到病变的椎间盘等周围；由于药物中加入造影剂，CT 可直接观察药物注射是否到位。相比口服用药，效果好得多。而口服药物经过血液循环到达突出椎间盘及炎性神经根等病变部位的剂量微乎其微，作用明显下降。

CT 导引下注射的常用药物一般为：消炎类；止痛类；活血类；营养神经类和改善炎性环境类。或这 5 类药物中的几种进行科学、合理的不同组合。

上述药物治疗腰腿痛原理：以腰椎间盘突出症为例，其腰腿痛症状主要系髓核内化学物渗出，刺激腰骶神经根及坐骨神经所引起。CT 导引下的药物可直接到达突出的椎间盘及炎性神经根旁，有效消除无菌性炎症，而不会损伤腰椎和腰部组织，疗效好，又比较安全。此时患者应绝对卧床休息，避免椎间盘受压，有利于纤维环裂口修复，达到更好治疗效果。

CT 导引下注射药物的操作过程也较简单。患者俯卧于 CT 检查床上；CT 开机，扫描拟治疗局部组织，选准穿刺点；在 CT 监视下，将一根穿刺针（直径比头发丝粗一点）慢慢刺入髓核突出间隙椎间孔内、神经根旁；嘱患者活动下肢，若无感觉与活动障碍，即可注入药物，药物经椎间孔到达目标：突出椎间盘及炎性神经根旁，不久发生药效，腰腿痛症状旋即会减轻或消失。

## 骨质疏松症如何补钙?

钙的缺乏是产生骨质疏松症的根本原因。因此,对骨质疏松症的药物治疗以补钙为主,并围绕补钙采用其他药物,如性激素、降钙素和维生素 D 等。

人体内的钙约占体重的 1% ~ 1.5%,其中的 99% 以钙盐结晶的形式存在于骨骼之中。因此人们将骨骼形容为"钙库"。钙在体内的分布对骨质疏松有明显影响。肠钙、骨钙、血钙和尿钙是体内钙代谢的 4 个主要环节,即钙在肠道中吸收,在骨骼中沉积,向血液中转移,从尿中排出。调节好钙代谢这四大环节,就有希望改善骨质疏松的症状。钙的浓度又与影响骨质疏松的激素有直接联系。

合理补钙三原则:根据年龄摄入足够的钙量;选择适当饮食补充钙质;选用安全和价格合理的钙剂。在补钙前,应先测定骨密度,查血钙、血磷等,判断骨质疏松情况。

一般健康人每天约补钙 600 ~ 800mg,基本能维持正常的骨钙量。首先通过食物补钙。可食用含钙较多的食品,如牛奶、乳制品、海产品、鸡蛋、豆类、芝麻、瓜子和绿叶蔬菜等。其次服用钙剂。常用的无机钙有碳酸钙、氯化钙和碳酸氢钙,但对胃肠道有一定刺激。有机钙为葡萄糖酸钙、乳酸钙、柠檬酸钙和活性钙等,不良反应小,但作用缓慢。补钙应注意不同年龄段钙的需要量不同。妇女特殊阶段需钙较多。绝经后妇女补钙量在每日 1000mg 以上,孕、产妇则每日需要 1000 ~ 1500mg 钙。补钙要均衡地进行,每日补钙 3 ~ 4 次,有利提高钙的吸收率。

钙剂治疗骨质疏松症需长期服用,但要防止高钙血症,定期监测血钙。70 岁以上老人宜服用中药,如牡蛎、珍珠等提炼的钙制剂,以促进钙的吸收。科学研究发现,新一代补钙剂"L—苏糖酸钙"是目前理想的补钙剂，能使骨骼产生大量骨胶原，因而可快速而准确地将钙沉积在骨胶原上，携带到骨质缺损的地方。而钙剂被有效吸收与利用，必须依靠骨胶原这一载体。

专家告诫，补钙切忌跟着广告走。那些夸大其辞、华而不实的钙制品，不要轻易相信。

## 怎样合理应用补钙辅助药?

专家指出，骨质疏松症患者仅仅补钙不够，还需适当使用一些辅助药，才能确保治疗有较好的效果。钙的补充固然有利于促进早期的骨生长和防止晚年的骨丢失，但及时大量的钙摄入还不足以完全预防和治疗骨质疏松症，这是由于钙在骨量的变化中并不起主导作用，仅仅是有助于正常的骨形成，因此，一方面我们应重视足量钙的补充，另一方面也要认识到它在骨质疏松的防治中只是一种基本的、辅助的措施，还需一些辅助药物的帮助，才能较好地解决骨质疏松的治疗问题。

治疗骨质疏松的药物主要有抑制骨吸收（即骨破坏）和促进骨形成两大类。抑制骨吸收的药物有：钙剂、雌激素、鲑鱼和鳗鱼降钙素（密钙息和益钙宁）、双磷酸盐、维生素 D 及其衍生物，以及依普拉封等，近年又推出选择性雌激素受体调节剂——雷洛昔芬。促进骨形成的药有：氟化物、合成类固醇和甲状旁腺素、维生素 D 及其衍生物，依普拉封也有促进骨形成的作用。目前，对何时应用治疗骨质疏松药物的问题，多数学者主张在有骨量减少（低骨量）时即开始，以防止其进一步发展；已诊断为骨质疏松症及伴发骨折时更需要应用，以利预防或治愈骨折，提高生活质量。以下药物常作为补钙的辅助药。

一是试用雷洛昔芬（易维特）。此药是近年来研制开发成功的一种新药，它在心血管和骨骼中发挥类似雌激素样的有益作用，而在子宫和乳腺中拮抗雌激素的不利作用，这就是选择性雌激素受体调节剂。每日服用量酌情分别为 30mg、60mg、120mg 或 150mg。每半年复查 1 次，以调整剂量，连用 2 年。美国研究表明，用该药 1 年可降低椎体骨折风险 68%，3 年降 55%，已骨折者降再骨折风险 30%。一般治疗，应选择生物活性较高的雌二醇，如倍美力、利维爱和克龄梦等。尼尔雌醇为雌三醇，对骨骼几无保护作用。长期服用雌激素有一定不良反应，应在专业医师指导下应用。

二是适当使用降钙素。其主要功能为作用于破骨细胞，抑制骨吸收；降低血钙，维持正常的血钙浓度和骨代谢；提高肌肉收缩功能，抗炎镇痛，是钙的调节激素之一。适用于绝经后妇女的骨质疏松症，也可治疗高钙血症、畸形性骨炎及癌的骨转移等。常用降钙素制剂有益钙宁和密钙息，必须在医师指导下使用。孕妇与哺乳期妇女不宜使用。出现严重反应时暂停用药。

三是酌用维生素 D。维生素 D 是人体钙的又一主要调节激素之一。补钙与维生素 D 剂联合应用，可促进钙剂肠吸收，增强肠道对钙的吸收与肾脏对钙的重吸收作用，并对骨的吸收与形成有直接的双向促进作用。老年人补充维生素 D 对防治骨质疏松症有重要意义。常用维生素制剂有：维生素 $D_2$（麦角骨化醇）、维生素 $D_3$（胆骨化醇）、阿法骨化醇和骨化三醇（钙三醇，罗盖全）等。在医师指导下使用。应预防高钙血症、维生素 D 中毒症的发生。对于原发性骨质疏松症者，应以低剂量为主进行治疗，最好每日不超过 800 单位。

四是试用双磷酸盐。双磷酸盐共有十余种，其中，羟乙磷酸钠和阿仑磷酸钠应用最广泛。最近又推出第 3 代双磷酸盐新制剂——择泰。我国多用于治疗畸形性骨炎、肿瘤骨转移和高钙血症，用于防治骨质疏松症者尚少。

目前，中西医结合治疗骨质疏松症已取得明显成效，不仅可增加骨骼中骨基质和骨矿物质含量，防止和减少骨质分解，促进其合成，还可缓解或减轻疼痛，并不同程度地延缓人的早衰。

## 对强直性脊柱炎真的"无可奈何"吗？

对本病的治疗，确实有点难度。但若早诊断、早治疗，预后就好得多。

首先给患者高蛋白、高维生素和易消化的食物；同时要卧硬板床休息；站立时头要向前看，使脊柱处于较直的姿势，避免出现驼背畸形。

药物治疗包括西药、中成药和中草药等。

理疗、体疗、针灸和推拿等可舒筋活络，滑利关节，矫正畸形。倘若后期出现脊柱驼背或髋关节等部位的畸形，可考虑手术矫正，以改善脊柱和四肢功能。

西医学的发展，为强直性脊柱炎的早期诊断和早期治疗创造了前所未有的条件。如能得到早期诊断，有可能取得较好的治疗效果。目前在改善症状及预防畸形方面的新技术大有作为，已很少有病例发展为脊柱 C 型或 S 型状态，整个脊柱竹节样强直更少见。

## 脊柱结核的治疗是场"持久战"吗？

骨与关节结核的本质属性决定了抗结核（抗痨）疗程很长，用药时间过短不可能根治。因为结核杆菌可在骨与关节组织内长期潜伏，伺机发作；病变的发作还与卫生条件、生活水平、身体抵抗力、病人免疫力、结核杆菌的数量、毒力以及病变部位的局部解剖生理特点有关，也与积累性劳损、终末血管和肌纤维等局部因素密切相关。所以，骨与关节结核的抗痨是场"持久战"，应持之以恒，锲而不舍。

开始治疗和手术治疗前后用抗痨药应相对集中，尽可能每日给药，以后根据病情的好转可逐渐改为间断给药，如间日用药或每周两次用药。

一般而言，脊柱、骶髂和髋、膝等大关节结核需用药 2 年左右，肩、肘、腕、手、踝、足等中小关节结核约用药 1 年左右。抗痨征程路漫漫，脊柱结核的治疗确实是场"持久战"，应有长期治疗、康复的思想准备。唯步步为营，稳扎稳打，才能驱除病魔，恢复健康。如腰椎结核，尽管病变有时较为严重，若能进行规范、系统的治疗，能使90%以上的病例预后达到良好，可获长期治愈，死亡率不超过10%，恶化及复发者仅占6%左右。

脊柱结核重在预防。结核杆菌是从呼吸道或消化道进入人体的，如果加强了对肺结核等结核病的预防，那么，就很少会有腰椎结核等脊柱结核的发生。即使患上了肺结核，若能将之及时治愈，也不至于扩展到腰椎等部位形成骨关节结核。

### 脊柱结核的治疗应掌握哪五项基本原则？

（1）休息制动：一般严格卧硬板床休息。待病变静止，腰椎稳定后，加围腰可以下床。必要时上石膏背心固定或卧石膏床休息。有窦道者在石膏上开窗，以利换药。

（2）加强营养：可给予高蛋白、高糖和高维生素饮食，增强机体抵抗力，纠正负氮平衡。

（3）科学用药：专家要求，为提高抗痨疗效，应遵循早期用药、联合用药、全程用药和合理用药等原则。治疗失败的主要原因是不规则用药或停药过早，抗痨方案不合理及药物不良反应处理不当等。

（4）适时手术：按适应症和禁忌症施行。见有关章节。

（5）康复治疗：在治疗中，尤其是病情痊愈后，要加强肢体功能主动练习及被动活动，增加全身血液循环，防止关节僵硬、肌肉萎缩和后期褥疮。

## 脊柱结核应如何用药？有何不良反应？怎样处置？

脊柱抗痨药物中，"常规武器"是最常用而又疗效不错的异烟肼、利福平、乙胺丁醇和链霉素，号称四大"抗痨英雄"。

异烟肼又称雷米封，是抗痨一线药物，对结核杆菌有抑制和杀灭作用，其特点为疗效好，用量小，且易于口服，多与利福平、链霉素和乙胺丁醇等合用，以延缓结核杆菌抗药性的发生，增强抗痨疗效，缩短用药时间，提高治愈率。异烟肼单独使用时主要预防结核病，与其他抗痨药联用时可治疗各型结核病。

链霉素也是治疗骨与关节结核的一线用药，与其他抗痨药合用可延缓耐药性的产生，其作用稍弱于异烟肼，单用时易产生耐药性，毒性反应较大，对听神经有损害，不宜长期应用。一般连续用药不超过9个月。

利福平对结核杆菌高度敏感，对革兰氏阳性菌也有很强的抗菌作用，穿透力强，单用时易产生耐药性，与其他抗痨药无交叉耐药性。常与异烟肼、乙胺丁醇合用治疗骨与关节结核。

乙胺丁醇则对结核杆菌有较强的抑制作用，穿透力强，临床疗效优于对氨基水杨酸钠，对其他细菌无效。与其他抗痨药无交叉耐药性，合用可增强疗效并延缓耐药性的产生。目前主要用于对第一代抗痨药已产生耐药性的骨与关节结核病，常作为异烟肼与利福平的辅助用药。

抗痨药常见的不良反应为肝功能损害和听力障碍，应妥善处理。多种抗痨药物均会不同程度地损害肝功能，出现食欲不振、恶心厌油、肝区不适等症状，肝功能检查会出现转氨酶升高，少数严重者会产生黄疸甚至急性肝坏死。链霉素和卡那霉素等抗痨药所造成的听神经损害或耳聋较难恢复，故在使用这类药物时要特别留意观察耳聋的前驱症状。

当长期应用抗结核药物进行脊柱结核的治疗出现严重不良反应时，应及时、有效地加以防范和处置。

一是应酌情减少药物剂量，调整药物种类，甚至暂时停用抗痨药物，以免造成不可挽回的损害。

二是必要时选择性地停药。在停药前，应先明确何种药物引起的不良反应，然后有针对性地停药。切忌张冠李戴，停错了抗痨药。

三是该用的抗痨药还要用，可根据病情做适当微调，但不能不加区别地全部停药。否则，只会使结核菌姿意妄为。

四是出现肝功能损害时，应严密观察，区别对待。适当给予保肝药物，监察肝功变化。如转氨酶居高不下，出现黄疸，则应果断停用损害肝功能的抗痨药，先治疗肝炎，待肝功正常后再酌情恢复抗痨治疗。

五是一旦发现病人有耳鸣等听力障碍前兆时，应立即停药，并进行对抗治疗。如用 10% 葡萄糖酸钙静脉注射，每日 1 次，每次 10ml，还可使用三磷酸腺苷、辅酶 A 等神经营养药物，以减轻、缓解中毒症状。

## 抗痨治疗有何新疗法、新制剂？

新近推出的"短程疗法"是一种抗痨新尝试。主张在强化治疗阶段，可使用两种全效抗痨药；巩固阶段至少用一种全效抗痨药，可快速杀灭病灶中各种菌群。全疗程为 6～9 个月。利福平、异烟肼、吡嗪酰胺和链霉素是短期抗结核的主要药物。脊柱结核短程治疗需 6 个多月，但采用异烟肼＋利福平＋乙胺丁醇三联用药模式强化治疗，仅需 4 个月，近期疗效满意。

世界卫生组织不久前还组织专家研制了对付"耐多种药物型"结核病的独门抗痨新"导弹"——卷曲霉素和环丝氨酸。当上述一、二线抗痨药失效时，可动用这两种新药实施攻击，犹如"导弹"一般灵验。据称治疗肺内及肺外结核也挺有效。

## 脊柱结核的手术适应证和禁忌证是什么？

脊柱结核的手术适应证为：

（1）病灶内有大块死骨或有大量脓肿不易自行吸收者；

（2）慢性窦道长期不愈者；

（3）脊髓受压或合并高位截瘫者。

一般施行病灶清除术。必要时，加做腰椎植骨融合术，以保持脊椎的稳定性。

脊柱结核的手术禁忌证为：

（1）各种保守治疗无法控制病情发展者；

（2）全身情况不佳难以承受麻醉、手术者；

（3）合并其他部位（如肺）活动性结核病灶者；

（4）年幼或年迈耐受力差者等。

## 一旦患上脊柱肿瘤该如何应对？

对原发性肿瘤的治疗，应按肿瘤的不同病理特点，采取个性化的治疗方案。

若是脊椎血管瘤，其治疗以放疗为主，疗效较好。脊椎血管瘤并发截瘫时，可先作放疗，无效时可行刮除术、切除术或椎板切除减压术。

脊椎骨的骨巨细胞瘤治疗则以手术为主，最好在肿瘤早期（Ⅰ、Ⅱ级），范围较小时行刮除植骨术。放疗对脊椎巨细胞瘤疗效较好，也用于手术前后的辅助治疗。骨巨细胞瘤Ⅲ级则考虑截肢，辅以放疗。

多发性骨髓瘤一般采用综合治疗，如支持疗法、化疗和局部放疗等。但目前尚无根治法。必要时手术。

脊索瘤治疗以手术为主。第三骶椎以下的脊索瘤以行骶骨部分截除术为宜，其他部位脊索瘤可行刮除术。放疗仅用于术后或不适于手术者，不太敏感。由于骶椎脊索瘤毗邻马尾神经，手术很难彻底。刮除术后易复发。但很少发生肺、淋巴或其他器官转移。

对于转移性脊柱肿瘤，多数采取姑息对症治疗，仅少数病例需手术，但目的还是减轻患者疼痛等症状，改善生活质量，尽可能延长生命。

一旦遇上转移性脊柱肿瘤，首先患者不要紧张，保持平和、稳定的心态应对；其次是医生会酌情采取姑息治疗或手术等方法，中西结合，进行综合治疗。转移性脊柱肿瘤的姑息治疗一般以化、放疗为主，预后不容乐观。

## 颈椎、骨盆牵引的适应证是什么？怎样进行？有何益处？

颈肩腰腿痛的保守治疗方法之一，是颈、腰牵引疗法。大多数颈肩腰腿痛患者，应该对牵引疗法并不陌生，不少人已体验过它带来的好处。这是一种在我国应用已久的传统保守疗法，操作简单，取材方便，疗效明显，很受病人的欢迎。

常用的是颈椎牵引和骨盆牵引疗法。牵引需要患者的积极配合和主动合作，不要害怕牵引，不要听信所谓"牵引要拉断神经"之类的说法。

　　颈椎牵引适应证：主要是神经根型、椎动脉型和交感型颈椎病。能缓解颈部疼痛，减轻或消除神经根症状，且诊断已明确者。脊髓型、颈型一般不采用牵引疗法。

　　骨盆牵引适应证：腰椎间盘突出症，腰椎压缩性骨折，椎间小关节紊乱，腰椎退行性骨关节炎，腰肌痉挛、僵硬和部分腰肌劳损。

　　椎管狭窄，椎体滑脱，急性腰扭伤，结核，肿瘤和骨质疏松性腰腿痛则不宜用骨盆牵引法。

　　牵引的适应证由医护人员严格掌握。上述适应症之外的情况，均属牵引禁忌症。另外，牵引的重量的掌握是由轻到重，逐步增加，达到使患者能适应、接受的程度。如颈椎的家中四头带牵引法，一开始用的牵引重量为3kg，以后分步增加的重量为1kg；总重量，或者叫最大牵引量，也不超过8kg，让患者有一个逐步适应的过程。牵引过程中患者如有不适，可以减轻重量或撤去牵引。

　　颈椎牵引可以在坐位、也可以在仰卧位进行。坐位牵引时尽管在下颌部垫上薄棉垫，但仍有受压感，或头晕恶心感，一般坚持数分钟就会好转。骨盆牵引也有腋窝与腰部受压、紧束感，需要患者忍耐与克制，配合完成牵引。

　　要使牵引获得较好的疗效，贵在坚持，完成疗程。颈椎牵引，一般需要2～3个疗程，6～9周时间；腰椎间盘突出症的骨盆牵引，需3～6周绝对卧床牵引，是一个较长的过程。病情轻者，采用间歇牵引法，每日牵引1～3次，每次牵引30分钟到1小时，中间可休息1小时；每周牵引5日，3周为1个疗程。严重者第1个疗程采用持续牵引法，每日牵4～6小时，持续约3周；第2～3个疗程，可考虑改为间歇牵引法。这就特别需要患者具备坚韧性与耐久力，坚持就是胜利！否则，只会使牵引半途而废，留下遗憾。

当然，如少数患者在牵引过程中确实难以承受各种不良反应，或原有症状反而加重，则医护人员会立即终止牵引，改用其他方法治疗。

牵引疗法是根据力学中作用力与反作用力的相反作用原理，利用牵引重量与体重拮抗，使椎间隙加宽，肌肉放松，维持肢体动态平衡，从而达到减轻疼痛、促使骨或椎体复位，达到治疗肢体疾病的目的。牵引有效的标志是患者自感疼痛症状减轻或消失，颈腰部活动基本正常。经验证明，牵引治疗有利于软组织充血、水肿的吸收和组织修复，促进无菌性炎症消退；有利于解除肌肉痉挛或僵硬，减轻、解脱颈肩腰腿痛；有利于椎间盘髓核的回纳，解除对神经根的压迫或刺激；有利于椎体压缩骨折的整复。

## 哪些理疗适合颈肩腰腿痛？

对于颈肩腰腿痛患者来讲，理疗是一大法宝，不仅经济简便，安全无不良反应，而且疗效好，防治兼顾。所以，不少患者在治疗时首选理疗。

理疗是物理疗法的简称，是应用自然界和人工的各种物理因素作用于机体，达到治疗和预防颈肩腰腿痛的方法。

常用理疗法有：

（1）电疗法：直流电和药物离子导入疗法，低频电疗法，中频电疗法和高频电疗法。低频电疗法又分感应电疗法、间动电疗法和电兴奋疗法等。中频电疗法包括达松法尔电疗法和中波疗法。高频电疗法包括短波、超短波和微波电疗法。大功率微波又称射频疗法。

（2）磁疗法：静磁场疗法和动磁场疗法。

（3）光疗法：红外线疗法，可见光疗法，紫外线疗法和激光疗法。红外线疗法又分近红外线和远红外线疗法。激光疗法是20世纪60年代后期发展起来的一项新技术，如氦氖激光，具有热效应和电磁效应。

（4）超声波疗法：通过机械效应、热效应和理化效应发挥作用。

（5）温热疗法：泥疗、蜡疗和矿泉疗法等。

（6）运动疗法：医疗体育和机械疗法。

上述理疗方法和方案，一般由医生选择，在理疗师操作下进行。

在家庭理疗中，最易利用和进行的是温热敷和红外线等。热水袋、热毛巾、热水浴等均是较好的温热敷方法；白炽灯不失为一种良好的红外线发射器。另外，还有一些家用理疗仪可选用，但也需医师示范后方可使用。以热效为主的理疗，原则上局部温度应保持在50～60℃，不宜过高，治疗时间控制在15～20分钟内，防止皮肤灼伤。

理疗的主要功能是消除和缓解颈肩腰腿痛患者的肌肉痉挛，改善软组织血液循环；消除因病变引起的神经根、其他软组织或骨关节的炎性水肿、充血和疼痛。

## 推拿对颈肩腰腿痛的作用如何？

推拿疗法是以中医理论为基础，经络系统为指导的传统疗法。推拿古称按摩，是同一疗法的两个习惯称谓。它是运用手法作用于人体体表的特定部位，使人体产生一定的生理效应，达到治疗疾病的目的。我国数千年来代代相传，深受病人欢迎。

推拿手法可将部分撕裂的肌肉、肌腱、韧带等组织理筋整复，回纳纠正，扶顺拉直，再加以固定，达到血行流畅，疼痛减轻，促进断端吻接生长、愈合的目的。

对颈肩腰腿痛患者进行推拿，可直接松弛肌肉，解除肌肉紧张。因为推拿加快了局部组织血液循环，促进了血肿、水肿的吸收，有利于损伤组织修复；在推拿的良性刺激下，提高了局部组织的痛阈；将紧张或痉挛的肌肉充分舒展，松解粘连，从而消除痉挛，缓解疼痛。

对腰椎间盘突出症患者而言，应用适当的推拿手法，有望使突出的髓核回纳或移位，解除或减轻髓核对神经根的压迫，从而使腰痛消除或缓解。对老年患者，应以轻柔的按摩手法进行治疗，不可偏重。

被动运动是推拿手法的一个重要组成部分。在治疗过程中，患者表现为肢体关节的被动运动、组织移动和气血流动，能调节肌肉的收缩和舒张，增加组织的血液灌流量，起到活血化瘀的作用。对关节粘连僵硬者，推拿有助于松解粘连，滑利关节。

推拿的镇痛效应显著。据西医学研究证实，推拿可通过神经系统的良性反应实现镇痛；又使体内的化学介质，如去甲肾上腺素、5—羟色胺等增加，发挥止痛功效；还通过升高内啡呔含量，提高机体痛阈。这种"三合一"的止痛机制自然作用非凡。

颈肩腰腿痛患者经过规范的理疗和推拿，一般多能取得满意的疗效。

## 局部封闭疗法的治疗作用如何？有哪几种方式？局封时注意什么？

局部封闭疗法在颈肩腰腿痛患者中，应用的病例相当多，是一种行之有效的局部治疗方法。肾上腺皮质激素在全身治疗方面受种种限制，有许多禁忌症。但是，该药在局部运用，特别是封闭治疗方面，却大有用武之地。这是医学专家们经过长期的临床实践，总结出的扬激素之长、避激素之短的科学经验。

封闭疗法，实际上是一种化学性神经阻滞疗法，将对神经系统具有阻滞传导和良性刺激作用的某些药物，注入与病变有关的神经或组织附近，达到治疗某种疾病的目的。局部封闭药物中最主要的成分是肾上腺糖皮质激素，再加普鲁卡因或利多卡因等麻醉药。

封闭疗法的治疗作用表现在：

（1）止痛。机体受外来伤害、感染等有害刺激时，可通过中枢神经系统表现为局部反应，如疼痛、组织水肿、坏死、化脓和溃疡形成等，这些反应本身为不良刺激，又反作用于中枢神经系统，造成病理性的恶性循环。封闭疗法中的麻醉药对神经末梢及神经干有麻醉作用，可阻断不良刺激向中枢发出的疼痛信号，抑制神经的兴奋性，提高疼痛阈值，打破不良循环，达到止痛目的。

（2）活血。麻醉药还可以使小血管扩张，改善局部的血液循环、组织代谢和营养状况，加速吐故纳新，使神经系统获得休息、调整和修复的机会。

（3）消炎。激素可抑制局部组织的炎症，增强血管扩张性，保护血管内皮细胞，改善毛细血管通透性；使胶体电解质及细胞的渗出减少，减轻局部充血，减少炎性侵润；稳定溶酶体膜，减少各种水解酶的释放，从而减轻炎症反应。激素还可抑制纤维结缔组织增生，防止瘢痕和粘连。

封闭疗法使用的药物，除最常用的肾上腺糖皮质激素、普鲁卡因和利多卡因外，还有丹参、当归、黄芪注射液、维生素 $B_1$、维生素 $B_{12}$、5% 葡萄糖液和氧气等。根据不同疾病的治疗需要，可将这些药物有机组合，进行封闭。肾上腺糖类皮质激素常用的有曲安奈德、得宝松、氢化可的松、强的松龙和氟美松等不同品牌的药品。

局部封闭疗法有多种方式：痛点封闭，穴位封闭，局部区域封闭，肢体套式封闭，颈腰交感神经节封闭，肾周围脂肪囊封闭，骶管封闭和硬膜外封闭疗法等。

局封注意点：进行封闭治疗时，应严格无菌操作；做普鲁卡因过敏试验；氧气注射绝对不能注入血管内；氧气先经纱布过滤，操作在手术室进行。局封后注意观察半小时，出现头晕、出汗、脸色苍白、脉搏细弱、血压下降、恶心、呕吐等反应者，立即平卧，肌内注射鲁米那0.2g，给予吸氧等，继续观察，直至症状消失。

## 颈肩腰腿痛局封的适应证和禁忌证是什么？

许多颈肩腰腿痛可对症施行封闭疗法。其适应证为：急性腰扭伤，腰肌劳损，棘上、棘间韧带损伤或劳损，腰椎小关节紊乱症，腰椎间盘突出症，肩周炎，退行性骨关节炎，痛风性关节炎；各种肌腱炎、筋膜炎、腱鞘炎、滑囊炎和韧带损伤等。

禁忌证：凡肿瘤、结核和严重心脏病患者；有出血倾向或正在进行抗凝治疗者；穿刺部位皮肤和深层组织内有感染病灶者；对局麻药过敏者；不合作者，包括精神失常者；以及全身情况很差或高龄患者，禁用封闭疗法。

封闭疗法虽是个简单易行的好疗法，但仍会使少数患者感到害怕，主要是怕痛。这需要患者放松心情，平稳地接受治疗。如果患者缩手缩脚，扭扭捏捏，会使医生找不准压痛点，甚至会折断针头，这不仅影响疗效，还会造成严重后果。因此，患者与医生密切配合，是封闭治疗成功的第一步。民间还有对局封的误解，说是用激素作了局封，会使骨骼变脆，把局部注射少量激素，等同于全身使用激素（口服或静脉滴注），这是没有道理的，是两回事。

## 颈椎病的手术适应证有哪些?

应当说，绝大多数颈椎病可以通过药物、牵引、推拿、理疗和卧床休息等保守疗法治愈，仅有约 20% 左右的患者需要手术。那么，手术的适应证如何? 手术方法有哪些?

大体上讲，只有部分的脊髓型、神经根型、椎动脉型和交感型颈椎病患者需要手术。其手术适应证如下。

一是急性颈椎间盘突出症已压迫神经根或脊髓，引起颈、肩及上肢严重疼痛，或引起下肢活动障碍或无力者; 或颈椎间盘突出症保守治疗半年以上无效，根性疼痛仍未得到缓解或继续加重者。

二是确诊脊髓型颈椎病，有脊髓受压症状，经脊髓碘油造影有部分或完全梗阻者; 颈椎管狭窄，侧位 X 片椎体直径比值小于 0.75，并有下肢无力、走路飘忽者。

三是因突发颈部外伤，或无明显外伤，致颈椎不稳定，而发生急性肢体痉挛性瘫痪者。

四是椎动脉型颈椎病（通过侧位颈椎过伸过屈位片来确认），引起多次颈性眩晕、晕厥或猝倒，经非手术治疗无效者。

五是交感型颈椎病，交感神经受压，有明显交感神经症状，体位改变时，出现头晕、呕吐、视物不清，严重影响工作者。

六是颈椎骨关节炎，颈椎前缘骨刺过大、过长，引起食道或喉返神经受压者。

如遇脊髓受压严重的脊髓型颈椎病，有导致脊髓变性坏死甚至瘫痪的可能，必须紧急手术。

颈椎病手术分颈前路手术和颈后路手术两大类。一般颈椎手术是安全的，但也有一定的发生并发症的风险，关键在于医患双方密切配合。

## 腰部疾病的手术适应证和禁忌证是什么？

腰部疾病（以腰椎间盘突出症和腰椎管狭窄症为主）的手术适应证为：

（1）经保守治疗无效，病程迁延半年以上；或保守治疗有一定效果，但反复发作，疼痛较重者；单根神经麻痹或马尾神经受压麻痹者。具体代表性疾病包括：腰椎间盘突出症；腰椎管狭窄症；腰椎骨折、脱位；假性腰椎滑脱等。

（2）中老年患者，腰椎间盘突出症或腰椎管狭窄症病史较长，影响工作或生活者；病史虽不典型，但经脊髓造影，或硬膜外及椎静脉造影，显示明显充盈缺损等受压现象者。

（3）腰椎感染，如结核，必要时在抗痨治疗的同时，做病灶清除术。病灶内有较大死骨；出现较大寒性脓肿；经久不愈或反复破溃的窦道；脊柱结核合并脊髓损害等，均为手术指征。

（4）腰椎良性肿瘤，一般以手术治疗为主，手术应彻底，以防复发，并力求保存功能。早期恶性肿瘤，在全身情况允许时，做肿瘤根治术；中晚期恶性肿瘤，必要时做姑息手术，以延长生命和减轻痛苦为目的。手术方法有病灶刮除术、切除术、节段截除术、肿瘤段肢体截除和远端肢体再植术、截肢术和关节离断术等。怀疑恶性肿瘤者，术前摄胸片，以确定有无肺转移，并尽可能取得病理诊断书。

（5）脊柱隐裂；腰椎畸形（如侧弯、后凸、压缩）、脱位，腰椎峡部不连等。必要时做矫形、融合或固定术，但手术有一定风险性。

少数腰椎韧带（棘上及棘间）损伤、第 3 腰椎横突综合征、第 5 腰椎横突肥大综合征和强直性脊柱炎的患者，有时也需做手术。

手术禁忌证为：未经任何正规保守治疗者；对生活、工作影响不明显者；患严重的心脑血管疾患或肝肾功能不佳者；有严重的神经官能症及精神病者；伴有广泛的纤维织炎或风湿的腰椎间盘突出症患者；X线未显示椎间盘突出等特殊征象者；合并活动期肺结核或其他系统的活动结核者；腰椎畸形特别严重者；肿瘤已广泛转移者；年老体弱、营养不良或严重贫血者。

## 关节镜手术有何优势？适应证有哪些？

时下专家们推崇的关节镜手术属微创手术，很受患者欢迎。其优势表现在：创伤小，康复快，并发症少，适应症广，既做检查，又可治疗。关节镜可以看到关节内几乎所有的部位，而且图像可放大，比切开关节用肉眼看更清晰、全面、准确、细致。关节镜对关节疑难病症的确诊很有优势，治疗上也常达到立竿见影、事半功倍的效果。

关节镜手术适用于膝、肩、踝、髋、肘、腕、椎间关节、指间关节和颞下颌关节的检查和治疗等，目前膝、肩关节的关节镜手术比较成熟。膝关节镜手术是关节镜外科中开展最多、最成熟的手术，绝大多数膝关节疾病适合关节镜手术，如不明原因的关节肿胀，各种滑膜炎，轻、中度创伤性骨关节炎，老年性退行性骨关节炎，关节内游离体，半月板损伤，交叉韧带损伤，急性关节扭伤和髌骨半脱位等；部分关节内感染也可以检查、冲洗。除明确指征需做人工关节置换或肿瘤切除外，关节各种急、慢性疾患，均可用关节镜诊断和治疗。部分肩周炎，如撞击综合征、肩袖部分撕裂等，用关节镜手术疗效确切，可清除骨赘，修复肩袖，必要时加做小切口，使手术更完全、可靠。网球肘长期保守治疗无效时，也可手术，切断肌筋膜上穿出的微细血管神经束，或从肱骨外上髁部剥离伸腕总肌腱附丽区，可达到治愈目的，但严格掌握指征。腕管综合征，各种手腕部腱鞘炎，必要时也可考虑关节镜手术。

但也提醒：尽管关节镜有很多优势，是微创手术的发展方向之一，但也不是包医百病的，有它的局限性。关节镜手术不能完全替代传统的关节切开手术，有些疾病必须通过切开关节来解决，如非常严重的骨关节病、膝关节结核等。此外，即使适合关节镜手术的疾病，有时因各种复杂的原因仍需切开关节手术，或两者结合才能彻底治愈疾病。因此，要辨证地看待和使用关节镜，开展关节镜手术。

## 为什么不能轻视术后康复?

手术对颈肩腰腿痛患者来讲是不可缺少的，它可以解决非手术疗法难以解决的问题。以腰椎间盘突出症手术为例，可以将引起症状的椎间盘突出部分摘除，加快了治疗进程，使症状较为严重的患者机体恢复到一个理想程度。但是，如果认为做了手术可以一了百了，那就大错特错了。手术的结束，并不意味着整个治疗的完毕。千万别轻视了术后康复工作的重要性。术后恢复措施是否得当，不仅影响手术的效果，而且在某种程度上与复发有一定的联系。

首先，手术后患者需严格卧床休息，睡硬板床，这有利于腰部功能的恢复，巩固手术效果。假如术后脊柱稳定，卧床休息4周即可。具体可根据患者年龄、体质及切除组织范围而定。

其次，手术后早期翻身，应由护理人员协助，不宜自行强力翻转，以保证腰部肌肉、筋膜和韧带愈合良好，也防止腰椎再损伤。

第三，患者基本康复后，可在腰围保护下，下地做轻活动。如手术中有植骨，则宜用石膏背心或其他制式硬背心固定3~4个月，待植骨完全愈合后再下地活动。开始下床，应双手叉腰；下地活动，应保持腰部轻度后伸或直立位。不要做向前弯腰的动作，更不要洗衣服、做家务，弯腰动作会增加腰肌负荷，容易产生疲劳，甚至使腰部再扭伤。

第四，在恢复期，患者要逐渐加强腰背部肌肉的锻炼，注意纠正不良姿势，重视腰背部活动的自我保护，防止旧病复发。同时，也不忘加强腹肌、肋间肌的锻炼，以增加腹内压和胸内压，有助于呼吸和减轻腰部负担。

第五，工作问题。脑力劳动者可在手术后 2～3 个月逐渐恢复工作；体力劳动者则要在 3～4 个月后才能工作。工作应由轻到重，工作时间由短到长，并避免做强烈的弯腰或负重活动。值得提醒的是，腰椎术后的重体力劳动完全应该避免，特别是少数术后有并发症或后遗症者。在这方面，从事重体力劳动的农民和大部分工人要当心，不要意气用事，凭着年轻蛮干。

最后，女性患者术后能否生育和男性患者术后是否影响性功能的问题，男女青年更关注。

一般来讲，女性患者腰椎手术后不影响生育功能。如婚前做过腰椎手术，一定要等病情完全稳定后再考虑结婚生育，否则会引起病变的复发或发展，平添痛苦和烦恼，得不偿失了。对于男性，如果脊髓本身受压较久或有病变，或者神经根粘连严重，手术分离时受到损伤，或者腰椎间盘突出症经腹腔进行前侧路髓核摘除术，则有可能发生脊髓、神经根功能障碍，或自主神经系统功能紊乱，导致患者发生阳痿。但这毕竟是少数。

总之，颈肩腰腿痛的术后康复，一定要引起高度重视，不能认为可有可无。

## 消炎止痛（非甾体）药适应证是什么？

颈肩腰腿痛患者，在治疗过程中难免使用消炎止痛（非甾体）药。在医生指导下，合理使用消炎镇痛和舒筋活血的药物是必要的，可以起到改善局部血液循环、在一定时间内消除疼痛的作用。

消炎止痛药适应证是：一是发热者，可临时降温；二是由各种原因引起的关节炎或关节痛，如类风湿性关节炎、强直性脊柱炎、骨关节炎和痛风性关节炎等；三是各种软组织风湿痛或无菌性炎症，如肌筋膜炎、腰肌劳损、颈型颈椎病和肩周炎等；四是其他疾病引起的疼痛，如术后痛、牙痛及痛经等，用于对症治疗。非甾体药的解热、消炎和止痛作用，使其长期成为治疗颈肩腰腿痛的基础抗炎止痛药物。

理想的消炎止痛药物应具备以下效果：保护关节软骨，防止关节畸变；抗炎镇痛，缓解症状；价格合理，适合长期治疗。如运动损伤，应首选外用抗炎镇痛药，尤其是渗透力强的品种，剂量充足，如扶他林乳胶剂或止痛喷雾剂；长期慢性疼痛，应选用缓释剂型，如芬必得；急性疼痛，如肌肉痛、牙痛、痛经，可选用快速止痛药，如凯扶兰；胃肠敏感或有胃病者，应选用不在胃内崩解的肠溶片，减少对胃黏膜的直接刺激；骨关节炎、风湿病患者应考虑软骨保护药，如扶他林片剂等；表浅关节痛，则用外用药。等等。

## 为什么不能滥用止痛药？

消炎止痛（非甾体类）药虽有一定的作用，但只能暂时减轻病人痛苦，如长期、盲目使用，尤其是滥用，则会对机体健康造成难以估量的严重损害。

颈肩腰腿痛常用的抗炎药物分两大类：一类为皮质激素类，如泼尼松龙、地塞米松等；另一类为非皮质激素类（非甾体类），应用比较广泛，其滥用的危害性也大。

颈肩腰腿痛患者，其产生的多为非感染性疼痛，在治疗过程中需用一定剂量的消炎止痛药，以改善局部血液循环，减轻或消除疼痛。但是，这类止痛药只能在一定时间内起对症作用，不能根除病因，如果长期、反复、盲目使用，甚至滥用，那会对机体造成严重损害。因此，要善于使用、恰当使用止痛药。

滥用止痛药危害无穷，至少有七害。

一害：掩盖病情，贻误诊断。如果在未经医生诊治之前滥用止痛药，可掩盖疾病特有的症状，给医生诊断带来困难。同时，还可造成症状一时减轻的假象，误认为病情好转，容易贻误病机，导致严重后果。

二害：损害造血系统及白细胞。一些止痛药，如阿司匹林、氨基比林等长期或过量使用，可对造血系统及白细胞造成损害，引起粒细胞与血小板减少，客观上产生抗凝功效，加重全身出血倾向，甚至会诱发再生障碍性贫血等疾病。

三害：伤胃、肾、肝。多种止痛药若长期或超量应用，可致胃黏膜损害，引起胃出血、穿孔或溃疡，而且事先可能没有任何预兆，尤以阿司匹林为甚。长期或超量服用含有非那西丁的解热止痛合剂，可引起以肾乳头坏死及间质炎性变化为特点的解热止痛药肾病，后期可出现肾功能衰竭。专家发现，肾盂癌的发生与滥用止痛药有关。长期或超量服用对乙酰氨基酚、安乃近，可影响肝功能，损害肝细胞，引起中毒性肝炎。

四害：过敏。许多解热止痛药可引起机体过敏性哮喘、荨麻疹与过敏性鼻炎等。

五害：损害听力。长期服用阿司匹林等止痛药，可对听神经造成损害，引起耳鸣、眩晕和听力下降。

六害：孕妇滥用止痛药，可危及胎儿。妊娠早期滥用止痛药，会引起流产、畸胎；中后期大量应用，则造成死胎或新生儿体重过低。

七害：成瘾。长期服用高效止痛药，会形成药瘾，产生依赖性，带来无休止的痛苦。

因此，颈肩腰腿痛患者应及时去医院就诊，找准产生疼痛的原因，进行对因治疗，适当使用葡立、维古力等药物修复软骨；在医师的指导下，辅以对症治疗，科学、合理、规范、节制地使用非激素类抗炎止痛药。只有这样，才能事半功倍地达到治愈疾病、消除疼痛的目的。

经验和教训警示我们：不要滥用止痛药！

## 老人用药的基本原则是什么？

为了确保老人用药安全，专家们提出以下用药基本原则：

一是选用合适药物。诊断一经确立，首先权衡治疗药物的利弊，不仅要考虑到即时的治疗效果，也要考虑持续用药可能带来的不安全因素。此外，在多药合用时，更应想到可能会发生药物有害的相互作用。

二是掌握最佳的用药剂量。一般要求是：从 50 岁开始，每增加 1 岁应减少成人用量的 1%；60 岁以上，用成人剂量的 1/3；70 岁以上，用 1/4；80 岁以上，用 1/5。从小剂量开始，逐步增加到最佳剂量，加强血药浓度监测。

三是避免不适用药物。老年人由于机体功能衰退，抗病与承受药物的能力俱下降，故在使用药物时，应当非常慎重，努力避免不适用药物。

四是警惕合用药物的不良反应。颈肩腰腿痛病人常用的非甾体药与解热镇痛药，若合用会引起不少反应。如阿司匹林与香豆素类口服抗凝药合用，可使抗凝作用增强，引起溃疡出血；阿司匹林与皮质类固醇合用，更会致溃疡出血；阿司匹林与氨甲蝶呤合用，可使后者的骨髓抑制作用加重；阿司匹林与口服降糖药合用，可加剧低血糖反应等。由于老人慢性病多，合用多种药物的现象较为普遍，因而必须警惕合用药物的不良反应。

五是控制特别慎用的药物。一些颈肩腰腿痛老人，常伴肝血流量减少，且有不同程度的肾功能减退，因而在用药后可使某些药物的排泄延缓，清除率下降，造成药物在血中的浓度升高，进而使药物在体内积蓄中毒。因此，在对腰腿痛伴中枢神经系统或心血管疾病的患者用药时，应特别谨慎。男性老人还多患有前列腺增生症，如使用了抗胆碱能药物，如阿托品、山莨菪碱等，就会使已有的排尿不畅更加重。利尿剂常可导致老年人低血容量、低血钾、低血压和血管栓塞。过强的利尿作用，也可使前列腺增生的老年腰腿痛病人产生尿潴留。老年人免疫功能减退，当合并严重感染时，即使致病菌体外药敏试验敏感，也有可能出现抗菌药物治疗失败的情况，此时，有必要并用两种抗菌药，以增强抗菌能力。还有安眠药、抗焦虑抑郁药和补品等，均应慎用。

总之，患颈肩腰腿痛的老人，应在医生指导和监督下服用止痛药，始终坚持安全、慎重、减量、监控的原则，确保安全、合理、规范、有效的目标。

## 骨关节炎外用药有哪些？各有何作用？

骨关节炎外用药包括外敷药，如膏药、药散、药汁和药渣等；外搽、外抹药，如油剂、酒浸出剂等；还有应用更为广泛的外用熏洗煎汤等。

（1）药膏、散剂。贴敷或外敷局部后，通过皮肤毛孔直接作用于病变部位，使局部气息通畅，舒顺筋络，达到治疗目的。如天和骨痛贴膏、风痛消、奇正消痛贴、活血止痛膏、灵仙五物散、速效增生散、金黄膏和骨刺一贴灵等，均有不错效果。

（2）外搽方药。如人们常用的正红花油、活络油、正骨水和骨质宁擦剂等，有活血化瘀、消肿止痛功效。药物外搽病变部位后，可迅速吸收，经皮肤渗透至深部病灶处，达到较高浓度，破坏生长骨刺的体内环境，改善局部血液循环，从而达到抑制和萎缩骨刺的作用；同时，也减轻或解除肢体疼痛、麻木、肿胀等症状。另对软组织损伤、扭伤、挫伤造成的肢体红肿、酸胀、麻痛等也有一定疗效。

（3）薰洗方。现代研究证明，外洗薰蒸疗法是理疗的一种，通过热力、药效的双重作用可以加速血液、淋巴液的循环，改善新陈代谢，加快代谢产物的清除，还促进皮肤、黏膜的充血，有利于药物的吸收，提高体内药物的浓度，有助于骨关节等疾病的治疗。如祛肿消痛汤，每日1剂，水煎薰洗患处30分钟，每日3次，连用1周。可活血化瘀，祛风除湿，消肿止痛。红花川椒液，水煎薰洗患处20~30分钟，每日2次，每剂药用3天，有清热除湿、活血通络的功效。通络薰洗液，薰洗局部，每日2次，每剂用5~7日，可舒筋活络，消肿止痛。伸筋透骨液，水煎薰洗患处，每日1次，可活血化瘀，舒筋通络。还有两乌伸筋液等，也可外洗。

我国劳动人民在预防和治疗退行性骨关节炎等颈肩腰腿痛的长期实践中，积累了丰富经验，创造了许多外用药的偏方、秘方，对配合内服药及其他疗法综合治愈骨关节炎，发挥了不可估量的作用。我们一定要继续发掘民间外用药宝库，为治疗骨关节炎等颈肩腰腿痛增添更多有效方剂。

## 脊柱侧弯畸形如何治疗?

脊柱侧弯畸形的治疗可采取以下方法。

（1）保守治疗。早期的功能性脊柱侧弯，通过保守治疗可控制、减缓畸形的发展。对腹肌、躯干肌和背肌进行功能性锻炼，使腹肌和腰背肌保持平衡，维持脊柱的正常生理曲线。仰卧起坐法可训练腹肌，俯卧伸腰法可训练背肌。手提重物和牵拉悬杆滑轮练习，均可不同程度地纠正轻度脊柱侧弯畸形。对于孩子而言，双肩背书包更是必须坚持做到的事。

（2）支架纠正。由骨科医生根据病人身高及脊柱畸形程度选择支架型号，给患者戴上，矫正、固定病变脊柱至少半年。既可防止畸形进一步发展，又可纠正已经产生的侧弯畸形。

（3）手术治疗。必要时，可在纠正脊柱畸形的基础上，同时进行植骨融合术，能防止或减缓畸形进一步发展。

应当指出，严重脊柱侧弯畸形的矫正手术风险很大，可能发生完全性或不完全性瘫痪，甚至因心肺功能不全而死亡。故此时的手术必须全面评估患者病情、心肺功能情况和手术的利弊得失，慎之又慎。尽管当前脊柱侧弯畸形的矫形新手术方法不断推出，包括哈氏棒撑开术、脊柱截骨矫形术和新型脊柱支架固定术等，但手术风险非常大，更需严格掌握手术指征。

## 骨折病人如何通过饮食补钙?

骨折病人因肢体固定、手术和疼痛等因素，多数需要减少行走、活动，或干脆卧床休息，以利骨折的对位和切口愈合。但因此也带来了弊端，由于肢体活动量大为减少，使体内内源性维生素 D 的含量减低，从而影响机体对矿物质钙、磷等的吸收。如果卧床休息过久，还会引起肢体废用性萎缩，使骨骼矿物质含量进一步减少。这些变化均使骨折的愈合受到不利影响。钙对骨折的愈合举足轻重。因此，骨折病人的饮食，当以补钙为先，同时注意其他物质的平衡。

一是要多食富钙食物。如猪排、牛排，鸡蛋，鹌鹑蛋，虾皮，豆类及豆制品，牛奶及奶制品，各种鱼类和贝类等。如用新鲜猪骨500g，黄豆250g，加丹参50g，桂皮、盐少许配成骨头汤食疗方。制作：先将丹参文火煮沸半小时左右，过滤后将丹参汁与猪骨、桂皮和食盐一起炖煮1小时，成汤；每日饮汤、食豆3次，能祛瘀消肿，补骨生髓，适用于骨折早期肿痛者，故称"消肿补骨汤"。还可用猪、牛脊椎骨250g，藕300g，茯苓50g，共煮1小时，加盐；每日2次喝汤食藕，每次饮汤约200~300ml，可活血补肾，利湿健脾，适用于骨折中期患处酸痛者。

二是要补充足够的蛋白质。适量食用鸡、鸭、鹅、鹌鹑、猪、牛、羊、兔、狗肉，各种蛋品及蛋制品，鸡鸭血汤等。注意荤素搭配，多食蔬菜、水果，达到补气养血、补中有疏、滋而不滞的功效。在食疗上以"壮筋鸡"为首选。选乌骨雄鸡1只，去毛除内脏，洗净，在鸡腔中加三七5g，优质黄酒少许，隔水清炖至烂熟。吃肉时蘸优质宴会酱油，并连汤喝下。能强筋接骨，补虚益损，减轻关节酸软。适于骨折后期。

三是要适当加用散瘀消肿、和气利血的食品或食疗方。如一些专家提倡喝栀子虎杖粥：用上等粳米60g，加栀子、虎杖各5g，将先备好的虎杖去渣煎汤，入煮粳米，成稀粥，再调入栀子粉末入粥，温热，即可食用。每日喝粥两次，每次小半碗。但不宜久服，腹泻者忌用。能清热泻火，化瘀解结，特别适用骨折后伤口或切口感染者。还有"糯米内金粥"，可活血通络，健胃消食，适用于骨折中期瘀未退、肿痛未消者。至于"芝麻核桃散"，制作更为简单，芝麻、核桃对半研末，冲服，能强筋骨，补肝肾，用于骨折迟缓愈合者。另外，可在医师指导下，调制"骨碎补酒"或"杜仲骨碎补酒"，每日1~2次，每次饮20~30ml，可补肾接骨，益肝壮筋。

总之，饮食补钙的方式多种多样，百花齐放，关键是科学、合理、有效，要补得恰到好处，这就需要医生的指导和自己的不断总结了。

## 踇外翻如何治疗？

足踇外翻是一种疾病，女性多见，早期除了外观不佳、选鞋困难及容易伤鞋外，一般尚无太多不适症状。但是随着年龄增长，踇外翻畸形程度的加重，会产生很多严重并发症，如踇囊炎、爪形趾、鸡眼、足跟痛等，不仅影响足部功能，而且产生疼痛，严重影响行走、生活和工作，需尽早治疗。

对于早期或轻度踇外翻病人，保守治疗的方法不少。如使用踇外翻矫正带，可减轻症状，矫正畸形；或采用中药足浴、足部按摩，改善局部血液循环；牵动踇趾向足胫侧倾斜，如在患侧踇趾套橡皮带作向胫侧方向的牵引，每天4次，每次5~10分钟；或将橡皮条套在所有足趾上，让足趾对抗阻力做趾分离动作；在沙地上赤足行走锻炼足肌；或局部热敷和适当休息等。若病人同时患有胼胝体、扁平足或跟痛症等疾病，可同时使用跖骨垫、平足垫或跟骨垫等。

若是严重踇外翻畸形，疼痛剧烈，行走困难，经半年以上正规保守治疗无效者，应选择手术治疗。足踇趾外翻畸形不很严重时，可采取一些简单的手术方式，如软组织手术，包括肌腱、韧带松解或滑囊炎切除术等。后期严重者可施行踇跖关节矫形术，这是一种小型骨性手术，手术时间短、创伤小、术后恢复快，能达到完全矫正蹈外翻的目的。

术后病人用鞋应选用鞋头平宽的布鞋为佳，鞋跟不宜太高。

## 滥用激素会造成什么危害?

专家特别强调，必须指出皮质激素药物过度使用或滥用的危害性。常见以下不良反应及并发症。

一可致脂肪、糖、蛋白质和水电解质代谢紊乱。

二能使垂体－肾上腺、性腺和甲状腺等内分泌机能紊乱。

三促发或加重结核等传染病。

四引发或加重消化系统疾病：如胃、十二指肠溃疡出血，肠道出血，穿孔或胰腺炎及胰腺坏死。由于激素可掩盖并发症的症状，常造成溃疡病穿孔、溃疡性结肠炎穿孔和阑尾炎穿孔等疾病的漏诊;

五诱发精神改变：兴奋、激动、失眠，甚至精神变态、谵妄和抽搐等。

还有其他影响：抑制儿童生长发育，影响创伤愈合，促发血栓形成等。

## 使用激素应注意哪些问题?

为预防激素的不良反应及并发症，避免盲目或不当运用激素，应注意以下几点。

一要严格掌握皮质激素使用的适应症和禁忌症。一般而言，骨关节炎及强直性脊柱炎患者不宜运用激素，感染性、结核性关节炎及肿瘤性颈肩腰腿痛禁用激素。

二要严格掌握剂量和疗程，把激素的不良反应降到最低点。激素剂量较大，时间又较久者，应合用解痉剂、碱性药物及抗胆碱能药物，特别是有消化道溃疡病史者。

三要在症状控制后逐步减少剂量，不要突然停药，或在其治疗过程中运用其他药物替代。否则，会使原有症状复发或加重，甚至发生肾上腺皮质功能不全症候群。

四要在开始应用激素治疗类风湿关节炎时，应同时联用瑞得、青霉胺或其他改变病程的药物，并应使用1年以上，以控制类风湿关节炎的发展，防止停用激素后复发。

五要防止扩散或感染。对已有感染者，在应用激素治疗的同时，必须同时使用有效抗菌素；还要警惕严重霉菌二重感染。

六要在激素治疗过程中服低盐或无盐饮食，定期观察血压、血钾、血糖和尿糖。应防止低血钾发生。必要时补充氯化钾。

七要在老年病员长期应用激素时，应特别注意蛋白质分解代谢现象，如骨质疏松、病理性骨折。必要时应同时给予丙酸睾丸酮或苯丙酸诺龙等，以阻止或迟缓这种现象发生。还应择机补充钙片和维生素A、D丸。

总之，医护人员和颈肩腰腿痛患者都要永远记住这句话：激素有风险，使用宜谨慎！

## 脊椎滑脱为何不应轻易做推拿？

慢性腰腿痛中，脊椎滑脱等腰椎不稳症，尤其是腰椎滑脱症，是继腰椎间盘突出症和腰椎管狭窄症等之后的又一常见病，而且常与前两者合并发生。脊椎滑脱症给机体带来的痛苦和麻烦，与其他腰腿痛病相较，毫不逊色，却常常为人所忽视。特别在治疗上，往往以通常的推拿、牵引来应对脊椎滑脱或合并有脊椎滑脱的腰椎间盘突出症等腰腿痛病，这会给患者带来后患。

对于脊椎滑脱等导致的腰椎不稳定，若采用推拿等手法试图复位滑移的椎体，由于缺乏有效的抵抗和固定物，此种推拿只会使椎间松动度和椎体滑动度加大，加重了滑脱度和腰椎的不稳定性，症状不但得不到改善，反而可能加重脊髓、马尾或神经根受压，乃至带来瘫痪等危险。所以，即使是有经验的推拿师，也不能对脊椎滑脱这样的腰椎不稳症实施推拿。

## 腰椎间盘突出症患者推拿治疗的禁忌证有哪些？

部分腰椎间盘突出症患者可试用推拿治疗。但以下情况就不适合推拿，属禁忌证：

一是患者伴有高血压、心脏病、糖尿病及其他慢性疾病，或有严重皮肤病，传染病（结核等）和肿瘤等疾病时，禁用推拿方法。

二是腰椎合并明显骨质病变，如关节骨折、脱位，重度脊柱滑脱症，椎弓根不连等，不宜推拿。

三是妇女月经期及怀孕期，也不宜推拿。

四是对中央型腰椎间盘突出症，慎用推拿疗法。否则，很可能会加重髓核向椎管后方的突出，造成更重的脊髓和神经损害，有致截瘫的危险，千万注意！

应当明白，推拿对腰椎间盘突出症而言，是一种治疗手法，目的是将突出的椎间盘复位或减轻腰痛症状，但远非安全、可靠的手法。因此，一般不主张应用或单独应用推拿疗法，主要应通过牵引、理疗、针灸、局封和医疗体育等多种方式，进行综合保守治疗。必要时，当然还需做手术。

# 预防保健篇

## 应如何保护颈部？

颈部，是人体中头颅与躯干相接的桥梁和"交通"枢纽；颈椎，则是其富有灵动性的"弹簧式支柱"。如果颈椎、颈部患病了，那这个人要想平静生活就很难了。因此，如何在日常生活、工作和学习中保护好颈部、颈椎，不致受外伤或患各种各样的颈椎病，就显得十分迫切和重要了。

颈部，颈椎，要说保护好不容易。颈椎是脊柱中活动度较大，而且十分灵活的部分。平时不经意的动作和持久的不良姿势，容易引起颈椎慢性劳损或急性损伤，从而促进颈椎的退行性改变。随着年龄的不断增长和不良姿势的继续，会导致各种颈椎病发生。那么，如何防止颈部外伤，纠正不良姿势，减缓或杜绝颈椎病的发生呢？

一要注意颈部姿势。保持抬头挺腰的行走姿势，双眼平视前方，不要总是低头弓背走路；培育良好的坐位工作姿势，避免职业性"低头综合征"的发生。

长期从事低头工作的人员，如教师、医务人员、财会金融人员、办公室文秘人员和科研工作者等，在工作过程中要适当、有间歇、有节奏地调整颈部位置，定期做一些颈部的后伸、旋转动作和扩胸、仰伸和耸肩活动，改善颈部的疲劳状态，防止颈椎病萌生。

二要预防颈部外伤。老人在回头转颈时不要过急、过猛及幅度过大，以免发生晕厥、昏倒、颈椎受伤等意外。老人的颈椎多数有骨刺及椎间隙变窄，横突孔排列不一定整齐，而椎动脉也有不同程度的硬化，管径变小，在此基础上发生颈椎急转，会使椎动脉突然受压，导致供应脑干的血流量急剧减少，极易引起眩晕昏倒，或继发颈椎损伤及其他骨折。平时坐出租车系好安全带，防止急刹车或颠簸振荡时因惯性发生颈部脱位性损伤。专家指出，伤前一瞬间如果对意外早有预感，及时防范，可减少头部惯性晃动，减轻或避免颈椎损伤。参加各种体育活动，如跑、跳、蹦、游泳和跳水等，均需先做充分的准备活动，正确掌握动作要领，可避免发生颈部意外损伤。

三要减轻对颈部的压迫或压力。男士的衬衣领口、领带和领结不能系得过紧。颈部一旦受压，颈动脉先受其害，进而使椎动脉供血不足，会引起患者心动过缓，血压下降，导致脑部缺血而晕厥。对中老年人来讲，更易并发颈动脉球过敏，经过一系列连锁影响，会使视力下降。颈部持久受压成为椎动脉型颈椎病的根源之一。另外，睡眠时枕头不适当的高度也会给颈部、颈椎带来压力。资料表明，在就诊的颈椎病患者中约25%的人有喜卧高枕的不良习惯，其实不可取。但枕头过低或不用枕头睡眠也不妥。平时一定要养成良好的睡眠习惯，严防"落枕"。

面对颈椎病日益年轻化的趋势，我们一定要在上述三方面加强对颈部、颈椎的保健，以及对颈椎病的预防。要从年少防起，从生活小事做起，时刻不忘保护颈部。只有这样，你的"交通"枢纽才能畅通无阻，你的生活才会宁静安逸。

## "低头综合征"有何特点？

我们说过，因职业原因导致的长期低头姿势是引发颈部不适的根源之一，部分人有可能发展为颈椎病，有的则在一段时间内其症状不伦不类，很难马上诊断它是什么病。事实上，从大量颈肩痛病人中发现，约60%的患者都有长期低头学习或工作的历史。这种颈肩痛既不象典型的颈椎病和颈肩部软组织劳损，也不象特定的眩晕症，而往往是几种疾病部分症状的组合，我们姑且称它为"低头综合征"，发展到一定程度有可能成为混合型颈椎病。患这种病的大多是白领等脑力劳动者。患者具有以下特点。

（1）一般有5~10年以上埋头学习、写作和工作的历史，发病年龄在25岁以上。

（2）头颈部持续处于前屈45°~60°位置，一次至少3小时以上，日复一日，年复一年，虽然颈部长期处于疲劳状态，仍坚持上班，不以为然。

（3）平时可能有头痛、头昏、头沉、眩晕、眼花、耳鸣、恶心、出汗、颈部和颈肩酸痛。部分病人在肩胛间区、肩部和上臂部有间歇性麻木感。少数病人出现短暂的神情呆滞、视力减退现象。若进行抬头伸颈锻炼数次后，上述症状即减轻或消失。本病无旋转感，无听力下降，无眼球震颤，无共济失调；颈肩部酸麻胀痛不沿神经走行方向放射；无排尿排便功能障碍。

（4）枕后、颈周或颈胸椎交界处，双肩胛部或肩胛间区，有局限或广泛压痛；少数患者在这些区域有感觉迟钝，但无头颈运动障碍。

（5）颈椎及头颅拍片无病变。

确诊本病需逐一排除：颈椎先天畸形，中重度退行性变，颈椎病，颈肩部软组织劳损，颈椎、脊髓和颅脑器质性病变，眩晕病（周围性、中枢性和全身性），高血压和贫血等疾病。

"低头综合征"的危害不可小看。从某种意义上讲，它已成了长期低头工作者的"职业病"，发展下去，就可能是颈椎病，对学习和工作的影响很大。

## 怎样预防"低头综合征"？

预防"低头综合征"，可采用以下方法。

（1）颈肩肌锻炼。抬头、伸颈、转颈和扩胸练习，每次各 10～20 下，抽空每 2 小时做 1 次。学生除上课时必须端正坐姿外，可利用课间操练。每日练习 2～3 次。

（2）骶棘肌训练。早晨起床前做俯卧撑 20 下，做时昂首伸颈，使骶棘肌紧张，可为一天的低头工作储备颈力。每晚睡前做"仰卧挺腹"练习，取"五点式"（头枕部、双肘部和双足部五点支撑）练习数次，再改"三点式"（去掉双肘支撑点）练习，每次挺腹伸腰 10～15 下（也可酌情增加次数）。此时骶棘肌收缩，头颈部必后仰。可消除一天低头所致的头颈部疲乏。

（3）仰望远视练习。外出散步，有意识地抬头望天；工间休息时欣赏室内悬挂的书画和照片等。这既是一种心情的放松和愉悦，又是一种怡然自得的颈部训练，以松弛颈肌和椎间关节，消除眼睛的疲劳。

（4）低枕而卧。长期低头工作、学习者，睡眠枕头应略低，以使头颈部基本处在中立位，使颈部肌肉比较放松，得到充分休息。

（5）家庭颈椎牵引。如坐位牵引，使头颈处在中立位或略后伸位。仰卧牵引，颈取过伸位。每日牵 2 次，每日 30～60 分钟。牵引重量可逐渐增加，以无特殊不适为度。有助于纠正颈椎小关节紊乱，扩大椎间孔，舒松脊髓，纠正颈前屈或驼背畸形。

（6）症状明显者，可适当服用中西药物。如颈肩酸痛服用美洛昔康、苏榕或芬必得；肩臂麻木用新维生素 $B_1$ 和地巴唑；眩晕可服晕海宁、维生素 $B_6$；夜间难眠可酌用安定和利眠宁等。中成药有人参再造丸、舒筋活血片、独活寄生汤、六味地黄汤、复方四物汤和杜仲散等。

在上述锻炼和治疗的基础上，还可增加颈项部和颈肩部推拿、理疗和针灸等治疗，以提高疗效。

低头综合征是一个过渡性病象，治疗也是过渡性对症处理。其结局有两种可能：一种情况是经加强自我保健和科学调理，症状慢慢缓解或消失；另一种情况则是病情继续进展，特征日渐明显，可明确诊断是何种颈部疾病。当然，我们应努力争取前者。

## 如何预防落枕？什么样的枕头适合您？

落枕，是引发颈肩痛的因素之一。反复落枕，可以导致某种颈椎病，加快颈椎及颈部韧带，乃至颈部肌肉的过早退变、钙化或僵硬，使患者颈部基本活动受到极大限制。如果治疗方法不当，还会加重颈部损伤与症状。因此，对于落枕，不仅善于预防，还要精于治疗。任何草率马虎的处置都会造成严重后果。

要防止落枕，关键在于两点。

一要保持良好、稳定的睡眠姿势。即保证熟睡时头部，尤其是枕部，始终位于枕头之上，不要滑落枕下，即使频频翻身，也要在潜意识中形成提防头部滑落枕下的戒备观念。当然，要做到这一点，特别是青少年，是比较困难的，需要多年的训练，加上父母的指导，甚至需要有心的父母在孩子酣睡时进行一段时间的观察与提醒，才有可能做到。

二要有一个理想的、适合个性的枕头。应软硬适中，长、宽、高得当，尤其是枕的高度，要严格控制，绝对不可轻信"高枕无忧"的神话。无论是青少年，还是中老年人，都不宜用高枕。要知道，过高的枕头将头部抬高，使颈部正常的前凸弧度变直，甚至向后弯曲，致颈后部肌肉、韧带长期处于牵伸状态或紧张痉挛状态，必然引起颈后软组织劳损，影响颈椎稳定；高枕还会增大椎动脉进入颅底的曲折度，引起脑基底动脉供血不足，引起头昏脑胀，颈酸背痛，次日工作效率低下。更有甚者，枕头过高使颈部强制前屈，刺激颈动脉球压力感受器，反射性地引起血管扩张，血压下降，血流变慢，易使一些老人因脑缺血而引发脑梗死。高枕的危害可见一斑。

三要要养成良好的睡眠习惯。保持头颈部与躯干轴线一致的睡眠姿势。特别是青少年，要从小养成贴枕而卧的好习惯，自觉地训练、控制自己的翻身，做到轻柔舒畅，协调平衡，努力避免在扭曲颈部的状态下酣睡过久。中老年人落枕者相对少些，可能是因为经长期自我戒备、自我制约的历练，才达到今天的境界。

那么，什么样的枕头适合你呢？一般而言，睡眠应用高度适中的低枕、软枕，最好是元宝枕。据专家推荐，枕头适宜的高度约为本人的一个握拳到一个半握拳，相当于 6～10cm；枕头长度超过两侧肩部 10cm 左右即可。切忌高枕。无论是青少年，还是中老年人，都不宜用高枕。

但无枕睡眠行不行？有的人担心落枕，采取无枕睡眠这样一种极端行为。实际上是行不通的。仰卧时因头部过分后仰，颈胸椎连接部过于后伸，会感到不舒服；颈前部软组织也绷得过紧，会压迫气管，影响呼吸，易做恶梦；仰卧时往往张口呼吸，易产生口干、舌燥、咽喉疼痛，或者打鼾等。如侧卧不垫枕头，另侧颈部肌肉会处于过度紧张状态，也易发生"落枕"。故无枕睡眠只有在特定的情况下，比如治疗需要等，偶尔为之，一般情况下不可取。

## 为什么遇突发事件不可急扭头？

在日常生活中，我们常常可以遇到这样的情况：当你一个人正大步向前行走时，一个熟悉的招呼声突然从身后传来，你会情不自禁地急转头向后观察；路边一声突发的轮胎爆裂声，也会使你大吃一惊，转过头去看个究竟，等等。人对这种意外声响或突发事件作出下意识的急转头动作，是人与生俱来的条件反射和应激反应，有时确实难以避免。但我们在此不得不指出，这是一个危险的、容易使颈部受伤的反应，需要人们理性地控制和化解。

急转头可能会扭伤颈椎或压迫椎动脉。在正常情况下，颈部转动的幅度十分有限。当身体固定不动，仅凭转颈观察身侧事物，正常人仅可转颈 30°～40°左右。若要扩大观察范围，只有将身躯整体转向。而突发情况下，人们会本能地作出非常急促的应激反应，在身体来不及调整姿势前，会将头急急向侧方或后面转去，扭转力往往很大，超过正常限度，此时颈椎的寰枕关节及寰枢关节极易损伤，周围的韧带及肌肉也可能同时受损，表现为剧烈疼痛，颈功能明显受限。如果发生这种情况，应立即拍 X 片，若有骨折或脱位，即入院观察，做颈椎牵引等治疗，确保颈椎稳定。

专家指出，脑干及前庭系统的供血全来自椎动脉，而椎动脉与颈椎的关系极为密切，故其血流易受颈椎损伤的影响。老年人的椎动脉不同程度地出现硬化，管径变小。当颈椎急转时，可致椎动脉突然受压，血流急剧减少，致使供应脑干的血流急剧减少，脑干前庭系统缺血缺氧，可引起眩晕及平衡失调，以至跌倒摔伤。因此，对于骨质已退化、脱钙或骨质疏松的中老年人，包括绝经后妇女，要特别注意避免急转头，因为更有扭伤颈部的危险。

为预防颈部外伤发生，需要学习有关知识，进行心理素质训练，遇突发事件时冷静、沉着，应泰然处之，自然柔和地慢速转头，身躯随之跟进，双足转向，调整步姿，将身体正面转向事发方向，这样比较安全。当然，要做到这样，也有一定的难度，需逐步积累经验。

另外，急转头也可能扭伤腰部。当突发事件发生时，年青人往往反应较快，身躯快转到位，迅速调整身姿，面对现场，尽管是急转头，一般较少发生意外。但有时也会出现下肢调整慢一拍的情况，也就是说，头转向了，上身也转过来了，而骨盆及双下肢却仍留在原地，未能转换立足方向，结果造成脊柱扭转，上、下半身处于不同轴线的状态，使腰部扭力或剪力大大增加，若上身惯性控制不当，就可能扭伤腰肌或腰椎，导致一侧肌纤维撕裂或小关节紊乱。一旦发生这种情况，就会引起剧烈腰痛，难以直立，需人扶持，乃至难以平卧。原有腰椎间盘突出症者遇上脊柱急扭转，则病情更为加重。此时需急救或送院检查治疗。

急转头还会扭伤膝部。如果遇到的意外情况十分危险、紧急，人在转头、转身时膝以上身躯已扭向一侧，而膝以下小腿等部分慢了一拍，也许后来也跟进了，但就是这迟到的一拍，也可能导致一侧或双侧膝部的内外侧副韧带损伤或半月板破裂，中老年人尤易产生此种情况。

因此，遇到紧急情况需要观察或回避，应迅速、全方位地转过整个身躯，尽可能避免身体纵轴的斜形或螺旋形扭转，那么，无论是颈部、腰部，还是膝部，其损伤多可避免。应明白，急转头是一个危险动作，要善于自我控制，万万不可被周围的突发事件"牵着鼻子走"。

## 怎样合理使用颈领？

（1）颈领使用的适应症为神经根型、椎动脉型和颈肩型颈椎病；而脊髓型、交感型或混合型颈椎病则不合适，因无明显效果。

（2）颈领一般白天戴上，夜晚休息时解除。

（3）不管何种类型的颈椎病，凡戴上颈领无症状改善，或反有不适或反应者，应即摘下颈领，不必勉强。

（4）颈领应根据患者颈部的长短粗细进行个性化的选购或制作，戴上后能达到舒适、贴切、有效的目的。

（5）使用颈领期间，要保持适量的颈、肩部功能锻炼，如转颈、外展肩关节等，必要时辅以颈肩部的按摩和理疗，以改善局部血液循环与代谢，维持颈、肩关节的正常活动度。待症状减轻到一定程度后，及时解除颈领，进一步加大颈肩部肌肉和关节锻炼的力度，争取尽快恢复颈肩功能至正常水平。

（6）颈领的使用时间应遵医嘱，一般连续使用 1～3 个月。不宜长期应用颈领，否则会使颈部肌肉产生依赖作用，导致颈背部肌肉因废用或少用而逐渐发生僵硬和萎缩，韧带粘连或钙化，颈部自主活动受限。此时，还戴着的颈领非但无益，反而有害了。

（7）对于做了颈椎间盘前路摘除加椎体间植骨术的患者，不宜用软颈领保护，而应用石膏围领固定，因后者坚挺、牢固，支撑、围护作用强，有利于颈部稳定，巩固手术效果。

症状严重的颈椎病患者，不应满足于用颈领保护，而应及早住院治疗。

对颈椎病患者而言，颈领的使用原则是：遵照医嘱；合理使用；及时解除。

## 如何正确佩戴腰围？

对于适宜佩戴腰围的患者，有更严格的要求。

（1）因症选"围"。针对不同病情，选择相应品种的腰围。如轻型腰椎间盘突出症和恢复期患者，应首选石膏腰围，其次为皮制或帆布腰围。腰椎间盘突出症术后病人则要求采用制式腰围。因此，在选用腰围时，最好先咨询一下医生。

（2）腰围规格应与自身腰的高度、周径相适应。千万不要使用过窄的腰围，以免腰椎过度前凸；也不要使用过短的腰围，以免腹部过紧。一般可试戴半小时左右，以无不适感为宜。

（3）腰围佩戴时间与病情相适应。在腰部症状较重时，如无不适感，可经常戴用，不要随时取下；病情较轻时，可间歇使用腰围；睡眠或休息时可解除腰围；症状消退后，应去掉腰围，逐渐恢复腰部的正常活动。一般连续使用腰围的时间以 6～12 周较为适宜。

（4）腰围佩戴后应控制腰部活动。由于腰围仅限制了前屈、后伸等方向的活动，而不能减小纵向重力，故仍要注意避免腰部过度活动，一般以完成日常活动及工作任务为度。对严重腰椎骨折、脱位和术后恢复期患者，更应遵医嘱严格控制腰部活动。

（5）部分轻型或恢复期腰腿痛患者，可在医师指导下，于佩戴腰围期间逐渐增加腰背肌锻炼，以防止或减轻腰肌的粘连和萎缩。

值得警惕的是，也要防止患者过分依赖、迷恋腰围，不适当地长期使用腰围。使用腰围过久，也会引起腰背肌、腹肌的废用性萎缩，大幅度降低腰椎间关节和腰骶关节的活动度，使腰部僵直、无力，萎弱的肌肉、韧带不能适应无腰围保护下的各种活动，还可能造成老伤复发或新的损伤。因此，佩戴腰围的时间同颈领一样，最长不超过 3 个月。绝不可长久佩戴，产生依赖性。

## 预防肩周炎应采取哪些措施？

肩周炎的诱发原因较多，常见的有退变因素、外伤因素、环境因素、气候因素、精神因素、内分泌因素、解剖因素和颈椎因素等。其中，如外伤、环境、气候和精神因素等，是可以预防的。

　　首先要防止肩关节及其周围组织受伤。外伤是导致肩周炎的最主要原因之一，许多肩周炎患者的发病与外伤有关。外伤可以是高强度的直接暴力，但比较少见；较多的还是肩关节协调不当等间接暴力造成的扭伤或拉伤；另外，反复多次的、长久的小损伤力，则是最常见的导致肩周炎的外力。由此可见，防止肩关节损伤非常重要。中老年人在工作、生活和锻炼时尤其应量力而行，不要勉为其难地去大力活动肩关节，更不能突然用力或发力。在工作和体育锻炼前一定要先做热身活动，待肩关节活动开了，处于舒松状态下，再正式上岗。肩周炎还与外伤后固定有密切关系，固定可引起肌肉痉挛、萎缩，关节囊、肌腱粘连或挛缩，造成功能障碍。解除固定后的肩关节，一方面要循序渐进地进行自主恢复性训练，另一方面又不可操之过急，不能由他人强行拉展肩关节，这不仅会使患者疼痛难当，而且会造成肩关节继发性损害，使肩关节功能的复原更加遥遥无期。

　　其次，要注意肩关节的防寒保暖。风、寒、湿侵袭肩部，是引起肩周炎的又一重要因素。在天气转冷的深秋或冬季，或乍暖还寒的早春，要注意多穿衣物保护肩部，千万不能受寒，尤其是中老年人。即使在夏季，也不宜让肩部反复多次地冲凉水，让电风扇直接对着颈、肩、背部狂吹，更不能在空调机下，让冷风口对着肩膀送风。夏季睡眠以草席为宜，不可睡在水泥地上。汗水浸渍的内衣，被雨水淋湿的衣服，均应及时更换，不能久久粘贴在身。

　　再次，应采取合理的侧卧姿势。睡觉时应下意识地不断变换体位，避免一侧肩关节姿势扭转或受压过久。若本来是肩周炎患者，睡眠时患肩又经常受压，会使肩部疼痛及损伤不断加重，导致恶性循环。因此，采取合理、动态的侧卧姿势，是必要的。

　　最后，应很好地调节自己的精神状态。精神抑郁、萎靡、焦虑的心情容易诱发肩周炎。精神状态欠佳的人平时活动相对较少，肩关节等全身各关节的协调能力降低，因而容易在并不剧烈的活动中使肩关节周围软组织扭伤或拉伤，从而导致肩周炎。而肩周炎与情绪互为因果，相互影响。因此，在日常生活中，每一个人均应保持轻松乐观、豁达大方的情绪。这即使对于预防肩周炎，也是十分有意义的。

尽管导致肩周炎的生理性退变和内分泌等因素是很难改变或预防的，但是如果通过努力能切实消除以上致病因素，那么，大部分肩周炎也就不会发生了。

## 肩关节为何要特别当心脱位?

肩关节比较容易脱位，是与其特殊的解剖特点有关。

肩关节是人体活动度最大的关节。狭义的肩关节一般是指肱骨头与肩胛骨关节盂之间的关节，称肩肱关节。但日常生活中，肩部活动不局限于这一关节，而是涉及到广义的肩关节，即肩肱关节、肩胸关节、肩锁关节和胸锁关节等。实际上是这些关节之间彼此协调，有节律的共同活动，才是肩关节活动的全部。肩关节的主要功能包括：前屈、后伸、外展、外旋、内收、内旋，以及集这6种运动方式为一体的复合运动——环转运动，成为人体活动范围最大的关节。肩关节幅度最大的活动是上举，一般达到180°。

可以说，肩肱关节是人体最灵活的关节，但其解剖生理的缺陷也显而易见，肩关节盂的面积仅为肱骨头面积的1/4～1/5，这种"头大盂小"的特点对肩肱关节几乎没有限制作用，既造就了肩关节的高度灵活性，也带来了容易脱位的隐患。也就是说，肩关节的牢固性和稳定性较差，在特殊的外力作用下很易导致肩关节脱位，而且如果对第一次肩脱位处置不当，或患者不注意保护复位后的肩关节，就会导致习惯性肩脱位，最后有的不得不手术治疗。

因此，我们平时维持肩关节的稳定十分重要。要加强对其周围关节囊、肌肉、肌腱和韧带的保护，特别是肩袖的保护。所谓"肩袖"，是指由冈上肌、冈下肌、小圆肌和肩胛下肌等肌腱环绕，并止于肱骨大小结节的肌腱复合体，有稳定肩关节并协助肩关节做外展、内旋及外旋活动的功能。我们在活动肩关节时，不能幅度过大，力量过猛，尤其在外展肩肱关节时，应避免外力影响，否则，极易导致肩关节脱位。

## 侧卧不宜太久的原因是什么？

如果一个人长期偏好整个晚上或大部分时间侧卧，且固定一侧，则该侧肩关节、三角肌和腋窝会长期处于受压状态，导致这些区域的软组织及血管神经束血供严重障碍，影响正常的代谢；臂丛神经因缺血缺氧而麻痹，引起上臂甚至整个上肢麻木；侧卧位肩关节内旋，可造成前关节囊长时间卡压，导致关节囊无菌性炎症；腋神经受压过久可引起三角肌麻痹和三角肌区域感觉消失，长此以往，可造成三角肌萎缩，最终形成"方肩"。另外，体重较重或肥胖的人长期侧卧，还会造成肩关节骨性结构间的磨损和挤压，影响关节的活动度和协调性。总之，侧卧过久可导致肩周炎。而已有肩周炎的患者，如嗜好侧卧，则因血循障碍加重病情，一早起来会觉得肩部疼痛加剧，肩活动更加受限，可谓"雪上加霜"。

长期固定一侧侧卧固然不好，但短时间轮流侧卧则并不排斥，事实上也不可能杜绝侧卧。多数人睡眠时各种睡姿自动交替，包括左侧卧、仰卧、右侧卧，也有少数人喜欢俯卧、斜卧的。一种睡姿不舒服了，会变换另一种，尽管在酣睡中，人们会潜意识地自动更换。只有患某种疾病的人，医生会规定特定的睡姿，如下肢牵引的骨折病人，只能仰卧，不允许也不可能侧卧；左侧肋骨骨折的病人，只有取右侧卧位比较舒服，仰卧就容易引发疼痛。

因此，即使是健康人，夜间睡觉的姿势也有讲究。一个好的睡姿组合，可美美地做上一个好梦，次日能精神饱满地走向工作岗位。一种不良的睡觉习惯，如长期固定式侧卧，则会造成肩关节及其周围组织的慢性损害，影响机体健康。从保护肩部的角度考虑，合理的睡姿组合原则是：将肩部始终置于松弛舒适、既不受牵拉又不受挤压的动态平衡中。

## 为什么前臂外旋不宜过分？

为何前臂外旋不宜过分？一句话：为了预防网球肘。

我们平时喜欢打的乒乓球、羽毛球，属小球运动，可以益身、益智、益仁。在调动全身肌肉、骨关节参与运动、消耗体力的同时，也考验着人的意志、毅力和智慧，特别是对上肢肌肉、关节的要求非常之高，如何避免肌肉拉伤，减少肩、肘关节损伤，防止网球肘发生，是一个不容忽视的课题，甚至是难题。

乒乓球已成为我们的国球。作为一项健身运动，打乒乓球、羽毛球无需复杂的器件，也不用太大空间，成双捉对，因陋就简，就可以练起来，但运动量却不小，特别需要上肢有力的挥拍和快速的脚步移动，极具刺激性和挑战性。小球运动员的网球肘是最容易发生的。无论是乒乓球还是羽毛球，健身者或运动员在挥拍击球时，需要一侧上肢肩、肘、腕及掌指、指间关节的协调运动，同时，要靠双下肢灵活、快速的步伐，灵活的反应，以及腰部活动的默契配合。

但是，参与小球运动，如果在击球时未控制好肘关节的力度与姿势，过于内外旋前臂，则极易损伤肘关节及伸肌总腱附丽区，导致网球肘，这是因长期、持续、反复、集中地对肘关节过度或不当发力，易造成慢性劳损，形成伸肌总腱无菌性炎症。如打网球，挥拍时起枢纽作用的是肘关节，其一招一式的旋转动作转换尤显重要。如果肘关节伸屈及前臂内外旋运动有力、自然、柔和、协调，那么，挥拍击球就行云流水，出神入化，令对手防不胜防，自己也不会受伤。击球力度的大小，是靠肩关节及其周围肌肉的力量；球速、方向、落点的千变万化，则有赖于肘、腕关节的灵活性。一旦肘关节因受伤或已患网球肘，则动作必然僵硬、生涩、别扭，就难以击出满意的回球。生活中不少妇女因家务劳累，经常洗衣服、挤毛巾或编织毛衣，也易损伤伸肌腱，患上网球肘，带来不少麻烦。

因此，我们平时在使用上肢时应注意控制肘关节频繁的内外旋动作；旋转前臂时发力要柔和，不能生硬、过度；避免寒冷和潮湿对肘关节的侵袭；劳逸结合，张弛有度。

## 怎样预防"鼠标手"？

随着电脑的广泛普及，"鼠标手"的发病率日渐上升，并呈年轻化趋势。电脑鼠标的使用频率非常高。两个按键，一个滚轮，现代年轻人没几个不会操作，而且驾轻就熟，玩得滴溜溜转。频繁重复操作鼠标，往往使手腕、手臂出现关节麻痹、肿胀、疼痛等症状，久而久之，就会出现"鼠标手"，是本书前面有关章节中提到的"腕管综合症"的俗称。那么，我们该如何预防呢？

首先，要自然、协调、正确地操作鼠标；在使用电脑时保持正确的坐姿，这是最根本也是最行之有效的办法。键盘应摆在用户正前方位置，键盘和鼠标位置不宜过高，在手臂自然下垂时，肘关节平面就是键、鼠标摆放的高度。

其次，注意劳逸结合。在连续使用鼠标一小时后，应适当休息一刻钟，活动一下手腕部和肩部，这对于经常玩游戏的网友更加重要。应避免通宵鏖战。

第三，平时注意对手的保暖防寒，避免手指和手腕损伤，加强指腕功能练习。这是防治"鼠标手"的关键所在。方法有：

（1）手握瓶子练习。手握一定重量物体，如装水瓶子，掌心向上，手腕做屈曲、背伸运动各 5 分钟，锻炼手腕力量，防止腕关节痛和骨刺增生。

（2）手持网球练习。握球手腕伸、屈各 30 次，有利于增强腕部力量和上肢协调能力。

（3）双手手指以中指为中心，用力内收、外展各 20 次，可改善手部血液循环。

（4）双手互揉练习。双手手指互相交叉、轻揉 5 分钟，提高手指灵活度。

（5）双手合十，做上下摩擦运动，至手掌微热，促进血液循环。

平时操作电脑时如能切实注意以上几方面，鼠标手完全可以预防。但若长期我行我素，置之不理，则可能会导致神经受损、手掌发麻、肌肉退变、功能障碍，后果十分严重，再治疗将会非常困难。

### 清晨洗漱为何要当心？怎样避免腰痛？

一般认为，人们天天涮牙洗脸，区区小事一桩，何足挂齿！但是，也许你不知道，正是这点小事，如果处置不当，也会酿成严重后果。

我们在门诊时就经常遇到这样的患者，说他昨晚睡得好好的，谁知早晨漱完牙，洗好脸，腰竟然直不起来了，有时还会出现腰痛向一侧或两侧下肢放射的现象。

原来在清晨，身体经一夜睡眠之后，腰背部肌肉、筋膜、关节、关节囊及韧带等组织会处于僵硬、板结状态而难以灵活运动。此时，如果腰部由平卧松弛状态骤然变为半坐、半站、半蹲那样的姿势，就会对腰椎间盘、腰骶关节、韧带和关节囊产生较大的剪力与压力，特别是平时已有腰部不适或腰痛的人，影响更大，稍不注意，甚至可成为腰椎间盘突出症发生或发作的诱因。而多数人起床后，一般都先去洗漱间"方便"或"洗漱"，洗漱时往往俯身哈腰，半站半蹲，持续时间半小时左右，这正是腰部姿势突然变更后引发腰痛的原因。

为了避免在漱牙、洗脸等洗漱动作中引发或加重腰痛，除了要在起床时稍微活动一下腰骶部，使腰部有一个从相对静止状态进入活动状态的适应期外，最重要的是要注意漱牙、洗脸时的姿势。

首先应将膝关节微微屈曲下蹲，再向前弯腰，掂量一下腰部有何不适，觉得腰部可以承受时，再开始漱牙、洗脸。如洗漱期间感到腰酸骶痛，则马上挺腰直腿休息一会，再继续洗漱。以腰骶不痛为前提，灵活掌握，随机应变，可在很大程度上减少腰骶关节的剪力和腰椎间盘承受的压力，避免腰痛发生或腰病复发。

其次是洗漱盆不宜太低。装修房间及卫生间时，应根据家庭成员平均身高，设计相应高度的洗漱盆。有条件的家庭，如有两个卫生间，或一个卫生间面积较大，可以设置两个不同高度的洗漱盆，以适应不同身高的家庭成员洗漱所需。总的原则是，洗漱盆宁高些，也不要过低。因为洗漱盆过低会使腰椎过度向前弯曲，导致腰骶部剪力与负荷过大，易引发或加重腰痛。

专家指出，早晨起床后不要急于做事，应先在室内活动腰部。可以慢步转两圈，边走边甩臂，再前屈后伸及转动几下腰部；下肢下蹲、起立数次；再用双拳或双手捶背、揉腰、拍腿几十下。这样，可改善机体直立状态下全身的血液循环与肢体张力，适应即将开始的洗漱、如厕等上班前的各项准备工作。有的人起床后喜欢先到户外活动腰部与四肢，然后洗漱，当然也很好，可以起到"热身"的作用。

总之，洗漱欲安顺，腰姿作保证；半蹲胸前倾，涮牙好心情。抬高盥洗盆，洗漱腰不疼；预先热热身，腰部更稳定。

## 起床时为什么要悠着点？

晨醒起床，人生百态。有的睡眼惺忪，似醒非醒，就在懵懵懂懂中直奔卫生间；有的被急遽的闹钟声惊醒，腾地跃起，心急火燎地更衣洗漱；有的则慵懒无比，拖拖拉拉迟迟不肯下床……可谁会想到，凡此种种起床瞬间数分钟的某些姿态、节奏与方式，竟潜伏着令人不寒而栗的"杀机"，尤其是中老年人。

著名心血管病专家洪昭光教授从内科学角度，科学地解释了为什么有的人昨天还好好的，第二天就突然死了的怪现象。原来，其中一个原因，就是患者起床上厕所太快了，小小一个起床快节奏动作，导致了灾难性后果：或因体位性低血压、脑缺血而眩晕跌倒，致颅骨骨折、心跳骤停；或因前列腺肥大、便秘，大小便太使劲，而致昏厥或脑血管意外，甚至猝死，连抢救也来不及。所幸的是，我们的医学专家对此已有对策，开出了晨起注意"三个半分钟"的良方：早晨醒后在床上平躺半分钟；半起身在床坐半分钟；起身在床沿垂腿呆半分钟，然后再起身活动。专家指出，这"三个半分钟"，可大大减少因脑缺血、心肌梗死或脑中风而猝死的机率，足以挽救一个人的生命。

现在，我们从外科学，特别是骨科学的角度看"三个半分钟"，其原则同样适用于颈肩腰腿痛患者，此类患者早晨起床时更要悠着点，不仅要遵守"三个半分钟"的规矩，还要注意一些其他相关问题。

通常情况下，颈椎病患者经一夜休息，颈椎间隙及颈肌均较松弛，若起床时猛抬头，勉强支起沉重的头颅时，会使颈肌突然收缩，颈椎间隙压力骤升，会伤及颈肌或增加椎间盘压力，导致颈神经根受压，会加重病情。尤其是落枕患者，因左右颈肌不对称，起床动作更应轻柔，不可在仰卧位猛然屈颈抬头，并瞬间起立，这会加剧颈部疼痛，甚至进一步损伤颈椎或颈肌。因此，正确的起床姿势应为：先改体位为侧卧位，以一侧上肢支起身躯，同时头颈肌肉缓缓绷紧，稳定头颅，再起身立起，慢慢伸直头颈。如颈部本来就很痛，或刚落枕，则晨起时应改俯卧位，依仗颈后肌的强力收缩抬起头颅，可减轻颈椎负荷及颈椎间盘压力，然后慢慢起立，可保无虞。

为确保安全，起床前最好做热身活动。醒后平躺，先伸展胳膊，向前伸屈肩肘关节，并外展上肢几十下；起坐床上或床沿后，再后伸、上举胳膊数十下，同时扩扩胸，使僵硬、粘连或稍有疼痛的肩、肘关节松解、活动开。这样，在利用上肢支起沉重的身躯时，不致因力不从心而造成肩、肘疼痛与新的损伤。当然，下肢也可配合进行相应的热身活动。

若是风湿性关节炎、类风湿性关节炎、退行性骨关节炎、骨质疏松症与腰椎间盘突出症患者，更不可生硬、强行地转身，匆促下床。否则，会使腰椎、腰肌在由静到动、由卧至立转换的瞬间失去平衡，极易加重或造成腰部损伤。为此，要求这类患者在醒后，于仰卧位先做30下腹式呼吸，再双手抱头托颈30下，然后双髋、双膝关节伸、屈30下。改平卧位，双手叉腰，再使腰部扭转30下。最后改体位为侧卧位，掉转身姿，使下肢移向床沿方向，反手支撑床面，立起身躯，稳定1分钟，然后再活动几下腰部与四肢，可进行上班前的各项准备工作了。总之，应避免单凭腹肌强烈收缩的力量，直接从仰卧位一跃而起，而主要借助四肢，特别是手足的力量，使全身均衡、协调、平和、自然地下床，确保安全。专家指出，腰椎间盘突出症急性发作期的患者，更适合在俯卧位下床。

上述悠然下床的动作，均应争取在"三个半分钟"内完成，不能完成者可适当延长一点时间。

总之，颈肩腰腿痛患者起床要悠着点，做到顺其自然，顺势而为，安全第一。

## 骨质疏松患者如何预防骨折？

骨质疏松症患者若不小心跌倒或受伤，很容易发生骨折，多见于手腕关节骨折（柯莱斯或史密斯骨折等）、髋部骨折（股骨颈或股骨粗隆间骨折等）和脊椎骨折（第 12 胸椎或第 1 腰椎压缩性骨折等），后果都极为严重。据初步统计，我国每年约有 70 万骨质疏松症患者发生椎骨骨折，约 30 万骨质疏松症患者发生髋部骨折，后者有一半患者无法自己走路。更令人难以置信的是，50 岁以上老人若发生髋部骨折，引起的并发症可导致 1/5 病例在短短 1 年内死亡。

由此可知，假如你上了年纪，并患有骨质疏松症，一旦摔跤是非常危险的。因此，在日常生活中应小心谨慎，时时处处注意预防骨折。

一是通过适量运动改善身体平衡，增强体力特别是下肢力量。

运动可降低老人摔跤的发生率。美国专家指出，经常运动有利于保持老人反映敏捷和肌肉强壮，有益于身体协调，平衡性好，降低摔跤可能性。身体肌肉强健者比起那些卧床不起或身体虚弱的人，摔跤概率要低很多。

运动还对骨骼和关节有直接的强健作用。骨骼少用或废用，就会加速脱钙和骨质疏松，进而发生萎缩，就像废用性肌萎缩一样。如果经常保持运动，骨骼就坚强有力，即使摔倒也不易骨折或脱位。一般推荐下列简单运动方式：承重运动，如散步；增强抵抗力运动，如举重；增强关节灵活性、平衡性的运动，如瑜伽或太极等。

运动还需量力而行，循序渐进。值得提醒的是，在运动前应先征求医生意见。对部分骨质疏松症病人而言，运动量大的运动，如慢跑或网球等，并不适合，因可能会引起骨折。所以运动量的把握要适当，太小达不到目的，太大会造成危险。

二是为自己买一双合脚的鞋子。

如果你已经患骨质疏松症，购鞋时不应只考虑款式的时尚性，首要考虑鞋子的适用性。一双不合适的鞋子会增加你活动时摔跤的发生率。最好买低跟、柔韧的布鞋，舒适，行走轻松，站立稳健。也可买合脚的运动鞋。皮鞋不如胶鞋，胶鞋不如布鞋。在家也应穿鞋，仅穿袜子或拖鞋，很容易跌倒。

三是出外散步时，应看清路面，注意安全。

下雨或下雪天，尽量走防滑或有草皮的路，而走水泥路或沥青路易滑倒。如患关节炎或其他疾病导致你走路困难时，则要借助手杖或拐杖，必要时由家人陪同。

四是保持家居环境明亮、置物安全。

老人视力降低，还受白内障等疾病影响，眼睛难以区分事物，特别在黑暗环境中，必须保持家居环境明亮。如在房间的天花板上装灯；卧室、洗手间、走廊等处安装夜灯；床头备只手电筒。这样夜间起床方便时不易摔倒。另外，要保持室内干净清洁，有序堆积衣物，不拌脚；光滑的地板上铺地毯；电线、电话线远离地板；走道、洗手间和浴室附近安扶手；在洗手间和浴室地板上放防滑橡胶垫。

五是及时治疗其他慢性病。

骨质疏松症患者合并的其他慢性病也会影响体力和器官功能，增加摔倒概率。如严重关节炎会使人寸步难行；视力障碍会直接影响行走能力；慢性肺炎、甲状腺机能亢进、癌症、慢性肝炎和慢性肾病等都对活动和骨折有较大影响。不少患者即便一个简单的弯腰动作或一次寻常的咳嗽，也会导致骨折，应抓紧诊治。

骨质疏松症患者如能落实上述预防措施，即使不能百分之百地避免骨折，也至少能防范大部分患者无谓的骨折。

## 为什么不宜久坐沙发？

据统计，目前人们在生活、工作中保持坐姿的时间，一般是全天时间的 1/3 左右。或坐着办公，或坐着吃饭，或坐着休闲娱乐。坐与卧、站一样，是人类生活中不可或缺的"三姿"元素之一，缺了它可不行。然而，坐久了，坐长了，无论怎样健康的人，总是要出问题的，除了可能出现腰酸背痛外，还有一点不可忽略，那就是会损伤臀部神经。

沙发，作为一种风靡世界的坐具，其柔软舒适，爽心怡人，足以倾倒千百万休闲者。但是，沙发既然作为生活中的坐具，除了它的优势之外，自然也有它的不足。我们在使用它的时候，得扬长避短，有个讲究。

近年来，研究人体力学的专家指出：因沙发过于柔软，坐于其上，人体重心的支撑就欠稳定，使用者常常会有意无意地挪动身躯，去寻求身体新的平衡与稳定，因而长时间坐沙发，会让人感到腰酸背痛，疲倦乏力，难以适从。同时，当人坐于沙发上时，由于身体重力的作用，易使腰部前屈，难以保持脊柱正常的生理弧度，还会使背部肌肉牵伸紧张，腰椎后突，诱发或加重腰痛。如已患腰肌劳损、腰椎间盘突出症、腰椎压缩性骨折和腰椎结核的病人，倘久坐于沙发，则使病情更为加重。

另有医学专家论证，久坐沙发可导致臀腿部肌肉中纤维组织过度生长，结果会使神经、血管和淋巴管受到挤压，使人感到局部不适或疼痛；严重者还会使肌肉萎缩，功能减弱；坐骨神经也可能受到影响。

值得注意的是，久坐沙发还对大脑思维和性功能不利。研究发现，由于沙发柔软，减少了对大脑的刺激，使大脑的思维迟钝，反应力降低。久坐沙发还可能对男子睾丸带来损害，影响性能力。理由是：人的坐姿本是以两个坐骨结节作为主要支撑点的。当在柔软的沙发上坐下后，整个臀股部深陷于沙发窝中，沙发的表面用料及其下方的松软填充物会自动包裹、压迫阴囊，使阴囊的静脉血回流不畅，睾丸附近的血管发生瘀血，严重时导致精索静脉曲张，影响睾丸的血运，进而伤害睾丸，造成性功能障碍和男性不育。

由此可见，使用沙发不当，特别是无节制地沉醉于松软的沙发中，会带来腰腿痛等一系列危害。看来，享受沙发的舒适也该有个"度"，过"度"则必反。警惕"沙发性腰痛"！

## 平时如何缓解腰部酸痛？

长期处于弯腰、蹲位、久坐姿势的人，因腰背部肌肉与韧带绷紧而影响局部血液循环，造成肌肉缺血缺氧，导致腰背部经常酸痛乏力，有时夜间难以入眠。此时，应注意适当休息，并通过运动强壮腰背肌肉，减轻和改善腰痛。

久坐者平时可做俯卧撑、飞燕操、仰卧五点或三点支撑操等，锻炼腰椎肌肉，强化髋关节、膝关节肌肉，对缓解腰腿痛有很大帮助。此外，游泳、散步也能改善腰部不适。

对容易发生腰腿痛的办公族来说，首先应注意坐姿。正确坐姿是，头部微微前倾，胸部挺起，两肩下垂，腰板挺直，腹肌、臀肌收缩，两足平放。腰与大腿成角呈 90°，大腿与小腿间也呈 90°。眼睛与电脑或电视机的中点向下约 15°。桌面低可调节电脑椅，人矮腿短可用足垫弥补。

腰痛发病率与工作专注度、体位固定时间成正比，故定时变换坐、站、立姿势对防治腰腿痛十分重要。某种姿势固定时间一般不要超过 40 分钟。坐椅工作时腰部最好用软枕头垫着，可缓解腰部久坐导致的酸痛或不适。

选择合适的鞋跟对改善腰痛症状也有好处。尤其爱美的女性，不要穿鞋跟太高的高跟鞋，否则会让身体重心过于前倾，腰部不得不靠勉强后伸来取得平衡，长此以往，极易造成腰酸背痛。

避免不自量力的弯腰搬抬重物。超出腰背肌和腰脊椎能力的负重或抬重物，很容易导致急性腰扭伤或腰椎间盘突出症。拾物时最好保持腰杆挺直，双下肢先下蹲，再捡物，以免过度弯腰引起腰腿痛。

若出现腰痛剧烈、腰部难以伸直；或不能长距离走路，走一段，要蹲下歇一歇；或有下肢麻木或放射性疼痛；或腰痛伴大小便障碍；或无外伤史出现剧烈腰痛等情况，应立即到医院检查治疗，不要再自我锻炼缓解腰痛了，因为可能你患上了严重的腰部疾病。

## 哪些人不宜穿高跟鞋？

专家告诫，穿高跟鞋只能"逢场作戏"，而不宜作日常用鞋。下列人群不宜穿高跟鞋。

一是腰痛病人，特别是腰椎间盘突出症患者。穿高跟鞋会加重病情，因为腰部过伸，小关节囊太紧张，腰痛会加剧。专家指出，高跟鞋高度每加高 1cm，腰部后伸及腰背肌紧张度会加大 2 倍。

二是少女不宜穿高跟鞋。因其处于生长发育阶段，骨结构以软骨成分居多，含较多的水与有机物，无机盐钙、磷相对较少，骨骼柔软，容易变形弯曲，时间久了，会致脊柱、骨盆和足部发育畸形。

三是足部有畸形或炎症的患者，暂不要穿高跟鞋，否则难以治愈。

专家要求，即使穿高跟鞋，以跟高 4cm 以下为宜，最好穿包着整个足跟的高跟鞋，以降低足部因不稳定摇晃而扭伤的可能性。每天只穿 6 小时。不要盲目地追求"高"跟。对那种 10cm 以上的"超高跟"，应敬而远之。平时，以穿鞋跟高 1.5～2cm 的平底鞋为宜，既舒适，又踏实，更安全。

## 办公族如何选择合适椅子预防腰背痛？

不同的椅子有不同用途，对操作电脑适宜的椅子，不一定适合写作或办公。因此，对于办公族而言，长期与办公桌椅为伴，就要以办公桌、自己的身高为参照物，选择一把相对配套、合适的椅子。

首先，对椅子功能的基本要求：①对腰背部有较好支撑作用；②坐上椅面后使膝关节稍高于髋关节；③双足可舒适地平放于地面，既可减轻腰部压力，也可避免坐时身体旋转，使腰背肌受到牵拉。

其次，选择椅子时，各部件应基本符合下列要求：①椅子四足的高度，应与使用人的小腿长度基本持平，一般为 43～45cm

为宜，即坐下后能使膝部屈曲85°～90°。②椅坐板的深度，一般以37～40cm为宜，即腰抵住靠背坐下后，坐板前缘距膝部还空2～3cm，使小腿仍能自然屈曲；坐板宽度宜为39～42cm，足够容纳整个臀部。③椅靠背倾斜度以100°为宜。④椅靠背板的高度为20～25cm，宽8～10cm；下缘留有10～15cm空隙，使臀部可向后移动，保持骨盆正位，维持正常腰椎前凸。⑤坐椅扶手的高度应以使用者前臂能平放为原则，即上肢屈肘90°为宜；两扶手间的距离当同双肩宽。

第三，如坐椅高度不能调整，可升高或降低办公桌台面以适合椅子高度；或用搁脚板把脚垫起；若椅背难以支持腰部，可在背部放一个3～5cm厚的枕头或软靠垫，可使腰椎间盘压力明显降低。

最后，有了合适的椅子和辅具，还要注意椅子与桌子间的距离及高低是否协调。应使椅子向桌子靠近，坐定前将椅子向前拉，使胸部距桌缘8～10cm，以便双前臂置于桌面，节约体力。桌、椅间的高低匹配，以坐定后颈部稍屈曲，两眼距桌面约30cm为佳。

按上述要求选择的坐椅，在生物力学上的最大特点就是可使腰部张力变小，而臀部能后移，保持脊柱正常的生理曲线，避免或减轻腰背痛。

## 下肢半蹲时若膝关节扭转会造成什么后果？如何预防？

在骨科门诊中，我们常常会遇到一些患者在行走时屈着膝关节，走一步停一停，脸上表情痛苦，甚至用同侧手掌支着患腿，勉强前行，若让他直立行走，则非常困难。问他病史，多有膝半蹲扭伤和平时打太极拳等锻炼的历史，有的则说不清。对膝关节不适的描述倒挺具体：有的说膝常被"卡"住，动弹不得，上下楼梯特别是下楼梯难；有的告知常听到膝关节的弹响声，等等。很显然，膝关节出了问题。是什么问题，因何原因造成的呢？

一是膝关节在半蹲位做扭转动作时，可能损伤了半月板。最近专家发现，中老年人打太极拳久者，因经常在半蹲时旋转膝关节，半月板损伤的发生率较高。多由膝部不协调的内旋或外旋运动所致。在下肢负重，足部固定，膝部略屈或半屈时，关节周围的韧带和肌肉均处于松弛状态，而股骨髁在胫骨平台的支点变小，且落于后部，如突然在过度内旋或外旋状态下伸直膝关节，半月板就可能来不及或无法退避，极易被股骨髁与胫骨平台挤压，使半月板嵌顿或破裂。膝关节内由软骨组成的内、外侧半月板，状如新月，内大而外小，本身就比较脆弱，年龄大者更有退变，其缓冲、减震和稳定关节的功能相应减退。若经常练太极拳，膝关节上下两面有较多的概率卡住半月板后角，造成损伤，其伤情与损伤力的大小、方向有关系。受损的半月板，以后可能发生软化、变性、变薄，纤维软骨组织会失去原有的弹性。半月板受伤后引发膝关节剧烈疼痛，可出现肿胀，走路不稳，膝难以伸直或屈曲，下肢无力，也可出现关节"卡住"这一"交锁"现象，偶可闻弹响声。

半屈膝时膝向内、外侧强力扭转是导致半月板损伤的关键。

二是可损伤膝侧副韧带。膝关节之所以比较稳定，保障之一是膝关节两侧有内、外侧副韧带加强。膝内侧副韧带呈三角形，是膝关节的重要支柱，在外侧副韧带配合下，能控制膝关节的所有活动。当膝关节微屈时，两侧的副韧带会变得松弛，此时膝关节的稳定性相对较差，如突然受到膝内翻或外翻的直接或间接应力，即可引起内侧或外侧副韧带损伤。由于膝关节呈轻度生理性外翻，且膝外侧容易受到外力冲击，使膝过度外翻，故临床上内侧副韧带损伤占多数。症状表现为膝内侧或外侧疼痛、压痛、局部肿胀、淤斑，膝关节屈伸活动受限。膝副韧带的损伤机制与半月板破裂大同小异。

当然，还会引起膝关节的其他一些不适，但较常见的损伤就是这两种，对膝关节的稳定和活动有较大影响。

为防止半月板损伤 应在微屈或半屈膝时避免膝内旋或外旋伸腿动作。若不得已在屈膝时发生内旋或外旋动作，则应努力控制扭转的力度与角度，不能超过限度。中老年人半月板较脆，打太极拳更应注意这一点，办法是减小屈膝度和旋转度，控制旋膝肌的肌力，尽可能不在膝屈曲或半屈曲时内旋或外旋膝关节，更应避免暴力扭转膝关节。

侧副韧带损伤的预防手段也一样，应注意膝微屈时的应力、肌力和旋膝角度的调节；还要防止来自膝关节侧方的外力突然袭击膝一侧中心部位。

上述要点是防止半月板与侧副韧带损伤的关键所在。

## 青少年如何预防脊柱侧弯？

为预防青少年脊柱侧弯等畸形，医务人员、青少年保护工作者、家长和各界人士应采取以下措施。

一对学龄儿童进行健康教育和健康宣传，教育孩子如何从正确背书包开始，预防脊柱侧弯；提出干预措施。

二要辅导家长督促、规范孩子的行为举止，观察孩子的体形变化和举手投足，及时发现畸形隐患，咨询有关部门。

三应建立孩子定期健康普查制度，一旦发现畸形，即请医生复查，由医务人员指导家长及孩子进行规范的功能锻炼，纠正不良姿势。

四是严重脊柱侧弯畸形者，需住院治疗，必要时考虑手术，及时纠正畸形，并严密监控预后，应用各种有效治疗手段，阻止或减缓畸形的发展。

总之，脊柱侧弯畸形严重影响青少年的心理卫生及身体发育，还可能影响心、肺功能及脊髓功能。我们一定要从爱护下一代接班人的高度出发，采取各种有力措施进行防治，让青少年健康、自信地走向社会。

## 怎样预防踇外翻?

为有效预防踇外翻，特别是女性，至少应采取以下措施：

一是少穿高跟鞋。平时选择一双适合自己足形和习惯的鞋子，如鞋跟不太高、鞋头较宽松、鞋帮不太硬者，使足趾在鞋内有一定的活动和透气空间，避免足趾承受任何压迫或压力。对鞋头尖窄而鞋跟超高的高跟鞋理应敬而远之。

二是加强足部关节、肌肉及韧带得锻炼。如赤足跑步运动，可加强足底肌及足关节力量，防止或延缓足踇趾外翻畸形。

三是踇趾矫形练习。即用手指将足踇趾向胫内侧扳动，可有效防止足踇趾外翻。

四是借助一些矫形器械，如足踇趾外翻矫形器（分日用、夜用两种矫形器），长期配戴，对防止或矫正踇外翻有一定作用。

五是平时常备 4 双鞋：1 双皮鞋、1 双布鞋、1 双运动鞋和 1 双拖鞋。上班等正式场合一般穿皮鞋；家中穿布鞋，轻便、柔软，透气性和吸湿性也好，在休闲、旅游、开车等场合也尽量穿布鞋；运动鞋是户外运动时必不可少的"装备"，为锻炼身体时备用；拖鞋则作为室内外用鞋的补充，尤其夏季在家休闲时适用。足部对不同鞋的感受不一样，各尽其用，使足劳逸结合，减少踇外翻发病率。

六是即使穿高跟鞋，也必须选择适形者。跟高以 4cm 以下为宜；最好穿能包裹整个足跟的高跟鞋，以降低足部因不稳定摇晃而扭伤足踝的可能性。要求每天只穿 6 小时。切不可盲目追求跟高 10cm 以上、所谓"最时尚"的高跟鞋。穿鞋安全、适形、实用是第一位的，害足不利己的虚荣心要不得。

## 抬腿运动为何能缓解膝痛？怎样练习？

导致膝关节疼痛的原因复杂，除少数骨折与器质性病变外，多数为膝部软组织扭伤，如髌韧带、侧副韧带损伤；或关节内十字韧带或半月板软骨损伤等。这些病变或损伤，除严重者需必要的手术或固定外，轻度者多可通过保守治疗获得康复。而抬腿运动正是缓解膝痛的保守治疗良方之一。

专家指出，抬腿运动可活动粘连或功能障碍的膝关节，改善血液循环，增强膝周围肌肉的张力与收缩力，松解膝内外软组织的粘连，消除无菌性炎症，促进骨、软骨、肌肉和韧带损伤后的修复，保持关节的灵活性，防止骨质疏松、关节僵硬和肌肉萎缩。所以科学、合理的抬腿运动对膝关节功能恢复有重要意义。以下方法可供参考：

一是仰卧交替抬腿练习。适合腰痛、膝痛较轻者。

仰卧地板上，两上肢自然置于身体左右两侧，双下肢伸直靠拢，与躯干成一直线。然后一侧下肢膝关节屈曲，角度小于直角；另一下肢保持伸直原状。将伸直的下肢向上抬起，离地板约 10cm，静止 10 秒；慢慢放下至地板，休息 3 秒；再以同法抬腿，重复 20 次。换另侧腿，按同样步骤、要求练习抬腿。

二是坐椅抬腿练习。适用腰腿痛较重者。

患者坐在椅面略高的椅子上，一侧下肢膝盖屈曲 90°，另一下肢伸直，足跟着地，脚尖离地。然后伸直的下肢向上抬腿，保持膝关节不屈曲，脚后跟离地板 10cm。静止 5 秒；再慢慢放下，足跟着地，休息 3 秒；继续重复抬腿动作 20 次。按同样步骤、要求另侧下肢作同样抬腿练习。

抬腿运动以每侧下肢做 20 次为 1 组，至少每日 2 次，早晚各做 1 组。能多做更好。少数体力虚弱者，可先从 5 ～ 10 次练起，逐渐向 20 次的目标迈进。若能持之以恒，你的膝关节力量和灵活度必大有起色，疼痛症状减轻乃至消失。

## 颈肩腰腿痛患者如何应对春季"风邪"？

春风微拂，晨曦初露，万物复苏，一派大好春光！但中医指出，初春也正是各类病邪虫害肆虐之时，风助"百病之长"，是引发各类病邪的罪魁祸首。由于风善疾行，风影飘忽，祖先就有了"风邪致病上先受之"的体会，这个"上"就是指头颈部。若风邪侵入机体，渐损阳气并渗入内脏，耗损精血，导致风邪伤肝。肝主一身筋脉，一旦受损，会感全身疲乏无力，颈肩部酸痛。肝脏气血盛衰，首先反映到颈项部。

初春乍暖还寒，且常伴春雨，湿气弥漫。就经络而言，风湿寒三邪入体可致太阳经运行不畅，营卫失和，出现颈项强硬等症状。因此，风邪是春季外邪主要因素，理当"春捂"，穿着稍厚实一点，挡风保暖御寒。多参加户外活动，调和肝脏气血，健脾除湿，以保颈肩腰部健康，远离颈肩腰腿痛困扰。一旦有不适，可用针刺、艾灸、中药、热敷等调理，能收到祛风散寒、除湿止痛的效果。中医认为，已患颈肩腰腿痛者，一旦受风湿寒凉刺激，经脉会进一步闭塞不通，导致气血瘀滞，不通则痛。针对这类病人，则采用针、灸、中药熏蒸、理疗等综合性措施，可达疏经通脉、活血化瘀等效用。

## 为什么发生"腿抽筋"？如何防治？

一般认为，腿抽筋是因体内缺钙引起。实际上并非完全如此，部分人抽筋非缺钙所致，相当多的老年人经补钙治疗后，抽筋照样发作。所以这是一个问题，我们要搞清楚。

所谓"腿抽筋"，在医学上称"腿痛性痉挛"，表现为腿部一组或几组肌肉突然、剧烈、不自主的收缩。抽筋虽然仅发作几分钟，但之后肌肉残留的不适感或触痛可持续数小时。较多见的是老人小腿腓肠肌（小腿肚子）抽筋，常见于游泳时，如在深水区突发很危险；有时大腿和足部肌肉也会抽筋，且多发生于夜间熟睡时，连续痉挛令人难受，影响睡眠。

临床上遇见的夜间"腿抽筋"者，多数属特发性，即找不到原因。但是，当患有某些疾病，如多种肌肉病，外周神经病，尿毒症，糖尿病，甲状腺疾病，低镁、低钙、低钾症等，则发生"腿抽筋"的概率大为增加，称为"继发性腿抽筋"。当然，多数"腿抽筋"患者与缺钙有关，比如，绝经后的女性、节食减肥者等。另外，服用某些药物，如激素类，止痛的吗啡，治胃病的西咪替丁，降血压的利尿剂、尼非地平，降胆固醇的他汀类药，精神科用的锂盐等等，也可诱发"继发性腿抽筋"。

专家指出，特发性夜间"腿抽筋"是一个良性过程，又称良性抽搐，不必过分担忧。但是，也不应听之任之，不管不问，应该去看医生，排除它是否由某种疾病，或某种药物不良反应所引起。

"腿抽筋"也发生在剧烈运动后，如足球运动员等，因代谢产物乳酸等大量堆积在肌肉内，或因周围血管病变等。长时间坐位工作者，穿高跟鞋的女性，也常发生抽筋，提示肌肉和肌腱的不适当牵扯可诱发腿抽筋。

"腿抽筋"者如何应急处理呢？夜间睡眠中一旦发生"腿抽筋"，醒后可自行采取强制性的抑制行为以中断发作。如小腿肚子抽筋，可通过伸直膝关节，并用力背屈足跖来缓解症状；也可用力牵扯或者按摩抽筋的肌肉。脚趾抽筋时，可用手协助反向活动脚趾，以终止其发作。

在医生指导下，"腿抽筋"患者还可服用一些适当的药物。如明确钙摄入不足，可优先补钙，最好睡前服。补钙后仍不能缓解抽筋症状时，可尝试补充维生素 E，每日 2 次，连用 2 周；症状减轻后，改为每天 1 次。若补充钙和维生素 E 还不行，尝试补充镁和钾。还有的患者需使用血管扩张药，或抗胆碱肌肉松弛药，或钙离子拮抗剂，乃至抗癫痫类药等，这些药必须在医生指导下服用。

"腿抽筋"频繁发作者，平时预防应注意以下几方面：睡前避免服用酒、咖啡和可乐等兴奋中枢神经的饮料；不看有提神作用的书籍或刺激性强的影视剧；不发火、不生气等。调整精神状态，到睡意强烈时，即速入睡，并确保夜间睡眠质量稳定。保持舒适温暖的睡眠环境。受凉常诱发抽筋，如冬天腿置被窝外就容易抽筋。最好不穿高跟鞋。另外，通过科学锻炼，减少抽筋发生，如每天被动牵扯腓肠肌 3 次，连续几日可防小腿抽筋频繁发作。尽量避免食用高糖和含咖啡因的食物，因高糖和咖啡因影响钙吸收。

## 司机为何腰痛多？如何摆脱腰痛困扰？

司机们废寝忘食开车的千般辛苦，万种风险，有多少人了解？司机们风雨兼程的职业性腰痛，发生率有多高？

经调查，约 70% 的司机有腰痛。司机之所以有较高的腰痛发病率，大致有以下原因。

一是开车时间过长。一般是两个人轮开一辆车，一天工作起码要十几小时。这么长时间保持坐姿，腰骶关节和腰部肌肉十分容易疲劳。况且，司机的驾驶空间十分有限，四肢活动余地很小，又处于高度精神紧张状态，易引起腰部乃至全身的不适。

二是不少司机在驾车，特别是开长途车时，为减少疲劳，总是习惯将座位往后倾，坐垫往后挪，使身体保持半躺的姿势，直腿开车。虽然这种姿势开始时有轻松感，但时间长了就会觉得不舒服。因为这种半躺半坐姿势使腰椎及腰背肌负荷进一步增加，使腰部疲劳感或酸痛感更强烈。

三是有的司机身材比较矮小，为扩大视野，看清车前人群车流，就把驾驶椅前移，靠背紧贴腰背部，从而迫使腰骶部过于前倾，腰肌无法摆脱紧张状态；而且，驾驶员的活动空间更狭小了，会引发严重腰痛。

司机是一项长期性的职业，必须摆脱腰痛困扰。否则，是难以有好心情、好身体开车的，更难以打"持久战"。为此，应采取一些有效对策。

一要忙里偷闲，适当休息。司机开车约 1 小时左右，应下车10～15 分钟，活动腰部，伸展四肢，让失衡的关节与肌肉恢复平衡。这样，司机就能以鲜活的心态和敏捷的操作重新进入驾车角色。

二是不要将座位随意后移或前移，保持自己舒适又不碍驾驶操作的中立位，必要时可略向前方靠一点；膝关节屈曲，使之超过髋关节的高度；坐垫选择硬质材料。这样的座位和姿势，即使开车时间稍长一些，也不容易引起腰痛或不适。

三可在椅座加硬垫。身材略矮一些的司机，为保证视野开阔，可以在坐椅上加一块稍厚的硬垫，但以不影响双足踩油门、刹车及离合器为前提。椅背若可调节，稍前倾，但不宜过多。

经以上措施，司机腰痛的困扰或许可以摆脱。

## 怎样预防"欲言又止"的腰痛？

先圣孔子早就认为，性欲为人之天性，与生俱来。凡健康的成年男女，都有满足性欲的本能，可谓无师自通。但人与一般动物有着本质的区别。人的性生活，首先要受到道德、法律和传统的制约，不给社会带来消极影响，性行为严格规范，不能放纵；其次不影响自己的身体健康，性生活应有所节制。

两千多年前的《黄帝内经》早已告诫：行房事"因而强力，肾气乃伤，高骨乃坏"，"强力入房即精耗，精耗则肾伤，肾伤则髓气内枯，腰痛不能俯卧"。这是说，房事过频或强力行房，会耗髓、伤肾、损骨，导致难以摆脱的腰骶痛。由于行房是一项全身运动，涉及到机体几乎所有的骨关节和肌肉系统，运动量较大，耗能较多。活动量最大的是腰骶关节。如房事过频，动作不当，易造成腰骶关节损伤或劳损；又因腰骶神经过度兴奋，疲劳后易受抑制。这两者均会导致腰骶酸痛。故无论是健康人，还是腰腿痛患者，应节制房事，酌情适度。

专家指出，有人一天内或一个晚上发生两次以上性交，属重复性生活，不应提倡。除对整体健康不利外，还易诱发腰骶痛或腰酸腿软，全身乏力。男女双方体力、精力因此过分消耗，导致体质下降，免疫力低下；性冲动连续与重复发生，加重性中枢与性器官负担，使性功能衰退；男子会延长射精时间，埋下阳痿、不射精、射精时间迟延或性生活无快感等性功能障碍的隐患；也使男性不应期延长，一段时间内对性刺激无反应；性器官频繁、持久充血，会诱发男性的前列腺炎、精囊炎等疾病，不但会阴部闷胀不适，出现血精，还会使腰骶部沉重乏力，活动受限；女子则盆腔充血不退，产生下身不适等。因此，重复性交对腰腿痛患者来讲，完全不可取！

专家提醒，即使是正常的性生活结束后，也要注意防寒保暖，避免风湿性腰腿痛和关节炎的发生。因性交后一段时间内血液循环加快，汗腺分泌增加，全身燥热，口干多汗，此时，若贪凉，吹空调，吃冷饮，淋冷水浴，冷气、冷水等会使皮肤毛细血管收缩，毛孔关闭，汗液减少，体内热量难以及时发散，不利于产热与散热的平衡；胃黏膜突然受冷，会影响消化；等等。这些，都会导致机体抵抗力下降，风寒湿乘虚而入，引发腰腿痛类疾病，如关节炎及坐骨神经痛等。故性交后口渴应喝温开水，洗热水浴。事后一小时左右，实在感到太热，或气温过高时，再适度用空调，调温27℃左右，洗温水澡。

专家要求，过性生活应根据健康状况，还得选择适当时机，不能随心所欲。如情绪欠佳、过度劳累、大病初愈、饱餐酒后、经期产期、浴后不久和气候异常等情况下，应禁忌行房。慢性支气管炎伴哮喘，重度高血压者，也忌房事。急性肾炎、肝炎、病毒性心肌炎、大出血、伤寒病、大叶性肺炎、流行性出血热等患者，至少在愈后2个月内忌房事。产妇忌房事同样需2个月，人工流产则半个月内忌房事。有生殖与泌尿器官疾病者，未治愈前忌房事。冠心病有心肌梗死者，4个月后酌定恢复房事。

至于落枕、脊髓型颈椎病、急性腰扭伤、脊椎滑脱、腰椎小关节紊乱症和腰椎间盘突出症等颈肩腰腿痛疾病，在急性期、未好转或治愈前，必需禁止性生活。总之，身心状况欠佳者，要谨慎行房，事先咨询一下医生更好。

## 如何预防房事性腰腿痛？

首先，应根据健康状况，选择适当时机过性生活，不能随心所欲。

如情绪欠佳、过度劳累、大病初愈、饱餐酒后、经期产期、浴后不久和气候异常等情况下，应禁忌行房。慢性支气管炎伴哮喘，重度高血压者，也忌房事。急性肾炎、肝炎、病毒性心肌炎、大出血、伤寒病、大叶性肺炎、流行性出血热等患者，至少在愈后2个月内忌房事。产妇忌房事同样需2个月，人工流产则半个月内忌房事。有生殖与泌尿器官疾病者，未治愈前忌房事。冠心病有心肌梗塞者，4个月后酌定恢复房事。至于落枕、脊髓型颈椎病、急性腰扭伤、脊椎滑脱、腰椎小关节紊乱症和腰椎间盘突出症等颈肩腰腿痛疾病，在急性期、未好转或治愈前，必需禁止性生活。总之，身心状况欠佳者，要谨慎行房，事先咨询一下医生更好。

其次，行房应采取适当、正确的姿势，不使身心过劳。

专家建议，女上男下或男女侧位比较适合腰腿痛患者，但男女侧位不如女上男下位好。这是因为女上男下这样的姿势可节约男方体力，特别是当男方患有高血压、冠心病、糖尿病、风湿性关节炎、腰腿痛、骨质疏松症等疾病，目前已基本恢复或症状明显好转，尚能胜任性活动者，不至于因此而增加负担；也适于那些精力充沛、情绪高涨的女性。至于男女侧位，因双方均处于侧卧位，比较舒适，且体力消耗较少，可以持续校长时间。但腰腿痛患者性交时间一般不宜太长，因时间久了，使腰椎长时间处于扭曲位，特别是伴有腰椎侧弯者，会引起病变复发或使症状加重。

第三，注意房事后保健。

第四，平时注意不要常在湿地上躺卧，不穿冷湿衣服，避免寒湿气侵入。

第五，饮食方面，不嗜饮烈性酒，以免内生湿热。避免过多地食用生冷寒湿食物。即使在夏天，也不宜多饮冰冻饮料。对于性寒凉的水果，如西瓜等，不宜一次进食太多。

第六，适当用药。对于慢性腰痛持续不断的患者，可适当选服一些固肾壮腰的中成药，如六味地黄丸、强肾固精丸和十全大补丸等，可增强体质，减轻腰痛。

第七，不抬举过重物品，不做没有事先预热的强力运动，以免引起急性腰扭伤。

最后，应积极治疗引起腰痛的各种原发病。

## "办公族"如何避免颈腰痛？

国家公务员，白领阶层，是人们向往的"办公族"职业。坐在设施齐全的办公室里，拎起电话，就可以下达指令，洽谈生意；按下键盘或鼠标，就能在电脑显示屏上捕捉信息，作出分析与决策。按理说，这是一个理想的办公场所，是智力劳动者尽情挥洒才华的地方，何烦恼之有？但是，恰恰是这批表面上轻松自在，颈腰部承受的负荷远比体力劳动者小得多的"办公族"，其颈腰痛的发病率并不比体力劳动者低。

"办公族"怎样预防颈腰痛呢？防范措施包括：

一是选择合适的办公桌椅，以符合人体生物力学原理的背靠并带扶手的椅子为佳。坐具不合适或坐具与办公桌的高度比例不协调，使颈、腰肌处于过度紧张状态，容易疲劳，影响工作效率。

二是端正坐姿。办公人员坐姿不良，使颈腰椎不能维持正常的生理屈度，颈腰肌负荷不对称，颈椎和腰骶关节活动不协调；加快颈腰椎退行性变；除造成颈椎病、腰肌劳损外，还可能引发颈、腰椎间盘突出症；原有颈、腰痛病史者，会加重病情。

三是每天定期进行颈肌和腰背肌力量锻炼。"办公族"长期坐着办公，缺少颈、腰背肌锻炼，时间一久，导致颈肌、腰背肌无力，最终必然形成颈肌或腰肌劳损等慢性病。

上述措施若能身体力行，持之以恒，则颈、腰痛大多可以避免。

## "电视族"颈腰痛的预防采取什么措施？

要预防"电视族"颈腰痛，必须做到以下几点。

一是适度看电视，时间不宜过久。一般以2小时为宜，最多不超过3小时。避免无节制甚至通宵达旦地欣赏电视节目。中老年人因颈、腰椎及颈、腰肌均有不同程度的退变或萎缩，代偿、协调功能差，久坐看电视更易发生颈肩不适、腰酸背痛，骨软筋麻。

二是采取坐、站、躺三位一体、交替变换姿势的方式观看电视节目，避免颈腰骶部疲劳。长时间固定一种姿势，或坐或躺看电视，会使颈、腰部处于过度前屈状态，颈肌、腰肌及腰骶关节被迫牵伸；臀部组织也长时间受压，血液循环障碍，坐骨神经功能受影响，可能会引发姿势性或劳损性腰腿痛。

三是电视机放置高度与多数家人坐位的平均视线高持平，保证颈部比较放松地欣赏电视节目，避免颈部酸痛或颈椎病发生。

四是在背后及臀下加软垫，使腰后有所依靠，臀部则可减压，以免坐骨神经麻痹。

五是不要久坐沙发看电视，最好不坐沙发。原有腰椎间盘突出症者，若坐沙发看电视，病情会加重。

## 青少年"电脑族"的颈腰病该如何预防？

据报载，一位年仅9岁、上小学二年级的学生，由于经常玩电脑，加上上课、做作业低头太久，致头昏头痛，颈部活动受限。经医生检查，确诊为儿童型颈椎病，让其母亲大吃一惊，本是中老年人的多发病，怎么连9岁孩子也患上了？

电脑，已成为时代宠儿，被广泛应用于工作、学习与生活的各个领域。但近年来新发现的一些人，特别是青少年，因过度使用电脑，过早出现了时髦的"电脑族"颈腰痛，如颈椎病、腰腿病、脊柱侧弯、"鼠标手"和足跟痛等，并正在蔓延。这一情况应引起我们高度重视，积极预防。

一是长期用电脑工作、上网和玩电脑游戏者，大多是青少年，应保持颈部正确姿势：中立位，目光平视，头部既不过低，也不过高。使用电脑2小时后起身休息一会，变换颈部姿势，松弛一下颈部，消除疲劳，以利再进入角色。颈部若长时间处于一个基本不变的位置，就会加大颈椎特别是颈椎间盘的承受压力，肌肉、韧带活动不均衡，使颈部十分疲劳，最终导致电脑性颈椎病。这是青少年之所以早早出现颈椎病的因素之一。

二是使用电脑时，还要注意保持腰部正确的坐姿。青少年若久久坐于电脑前，应避免脊柱向一侧倾斜，导致电脑性脊柱侧弯，影响脊柱的正常生长发育。为此，坐椅稍靠近电脑桌，身体腰骶部应尽可能贴近椅背；脊柱保持正直；不要随意挪动坐椅；避免过屈或过侧腰部观察显示屏或操作键盘、鼠标。这样一来，造成脊柱侧弯、腰肌劳损或腰椎间盘突出症的概率会大大减少。

三是最好将电脑椅换成带滑轮的靠背椅，比较灵活机动，可根据需要随时能将身体重心作必要的移动，使视线始终保持在中立位，颈、腰部姿势也能维持在良好状态。

教师和家长应加强对孩子、学生关于防治电脑性颈腰病特别是脊柱侧弯的教育，并加强观察、及时引导与有效监督。

## 如何预防腰椎间盘突出症？

腰椎间盘突出症是引发腰腿痛的最常见原因之一。从发病机制来看，腰椎间盘突出症有内、外两方面的因素。内因是椎间盘本身的退行性改变、椎间盘发育缺陷及解剖学上的弱点等，以及腰骶部骨骼的先天性畸形；外因则多种多样，包括损伤、劳损及小关节紊乱等脊柱生物力学的变化。应当说，椎间盘退行性改变是腰椎间盘突出症发生的最常见内因，即基础。外伤则是腰椎间盘突出症的诱因或必要条件。

那么，如何预防腰椎间盘突出症呢？

由于腰椎及椎间盘的退行性改变是随年龄不断增大而逐渐演进的生理过程，是不以人的意志为转移的客观规律。所以我们无法阻止这一衰老进程，只能通过锻炼、活动等多种方式，延缓这一进程，但毕竟是十分有限的。我们预防腰椎间盘突出症的重点，应放在消除诱发腰椎间盘突出症的外因上。具体措施有：

（1）努力避免腰部，特别是腰骶部间接或直接受伤。当腰椎间盘突然或连续地受到压力时，都可以发生突出。因此，必须在有准备、有防卫的情况下搬动或抬举重物、扭腰或弯腰；注意不在长时间弯腰后猛然直腰；防止摔倒，一旦摔倒，如果臀部着地，有时也会使腰骶椎间盘突出；还要当心在某些特定体位发生的腰部轻微扭转，以免引发腰椎间盘突出症。特别是老年人，在劳动和体育活动中，要用力得当，动作合理，不使腰部扭闪。腰部受直接外力损伤而引起的腰椎间盘突出症则较为少见，但也尽量避免。长期、过于繁重的工作，如不注意劳逸结合，会造成椎间盘的积累性劳损，加上椎间盘退变等内在因素，甚易致纤维环破裂，髓核突出。有腰骶部先天性畸形者，更应注意在劳动或日常锻炼中保护腰部，防止受伤。如果腰部外伤能够减少到最低限度，那么半数以上的腰椎间盘突出症可得到预防。

（2）提倡正确的腰部姿势。在日常生活、工作、学习和锻炼过程中，应有意识地采取对人体舒适、有益的体位，保持腰椎自然的生理曲度，使腰背部和腹部肌肉相对平衡协调，尽可能减轻腰部的压力或扭力。要坚持良好的腰部姿势是一件不容易的事，需有坚强的意志、毅力和耐久力。即使在家中，尤其是青少年，也要自觉地规范腰部姿势，避免不良姿势对椎间盘的不均衡压力和积累性损害。不要站立过久，应适时变换体位，防止腰椎间盘突出症发生。

（3）积极治疗容易诱发腰椎间盘突出症的相关疾病。患了感冒、鼻炎和便秘等疾病，要及时治疗，尽早治愈，消除症状。因为感冒、鼻炎容易引发剧烈咳嗽或喷嚏，使椎管内压力增高，易诱发腰椎间盘突出症。便秘在排便时困难，使腹内压增加，进而加大椎间盘压力，有损伤纤维环的可能。过于肥胖、瘦弱，也易发生腰椎间盘突出症。因此，别以为感冒等是小毛病，草草对付就可以了，应当懂得"小不治，则致大病"的道理。

（4）加强对腰部的防寒保暖措施。腰部一旦受寒湿侵袭，不仅可致风湿性腰痛和腰肌劳损等疾病，也会增加腰椎间盘突出症的机会。原因在于寒湿使腰背肌血循受阻，肌力下降，使脊柱不稳，椎间盘承受更大压力，如本来就有椎间盘退行性变的基础，则极易使髓核突出。故腰部加上腰围保护，不失为一种好办法。当然更重要的是穿上足够温暖的衣服。经验证明，防腰椎间盘突出症于未突之先，是高明、理性的策略。

## 各种常用睡床与腰腿痛的关系如何？为什么腰椎间盘突出症患者应卧硬板床？

人的一生，大约有1/3的时间在床上度过。床对于人的重要性，不言而喻。有人喜欢睡软床，人一倒下去，软绵绵窝在里面，感到舒服极了。有的则偏爱弹簧床，睡上后，稍微一翻身，即会弹动，自有一种难以言喻的愉悦感。还有的则一生钟情于硬板床，无论春夏秋冬，风霜雨雪，不改初衷。

我国历史上的睡床花样繁多，风格各异。各民族、各地区都有不同风俗的睡床。到了近代，睡床更是超越棕、藤、竹、木层次，向钢木组合结构加席梦思的方向发展，不断追求舒适与豪华。

目前国内比较流行的睡床对腰椎间盘突出症而言，各有利弊：木板床：普通用床。一般在床面上铺大约5cm厚的棉垫，略显硬质，睡时舒适，又可维持腰椎的平衡状态，对腰椎间盘突出症、腰肌劳损等患者最适用。棕绷床：富有弹性，透气性好。但易松弛，日久弹性渐减，会使腰背肌张力增加，腰椎前曲弧度消失，引起腰椎间盘内压增高，诱发或加重腰肌劳损和腰椎间盘突出症，导致腰腿痛，不应使用。席梦思床：目前这种床垫的硬度逐渐接近木板，可以起到维持人体生理曲度的作用。可单独使用，也可架于钢、木床上联合使用，酌情选择。气垫床：多为医院病人使用。床垫内灌空气，通过空气在垫内的流动，不断调整机体负重点，保持脊柱维持正常的生理曲度。但价格贵，目前尚无普及条件。钢丝弹簧床：沿用已久，但质量多不过关，弹簧易失去弹性，影响腰椎弧度，引发或加重腰腿痛，禁止使用。

各人当然有选择睡床样式的自由，不宜勉强。但是，从腰椎间盘突出症的预防和治疗角度出发，还是劝君多睡硬板床。生活中睡床选择得如何，恰恰对腰椎间盘突出症患者脊柱的生理曲度有着直接的影响。

腰椎间盘突出症患者选择睡硬板床是脊柱的生理性要求。脊柱在构造上有4个生理弯曲：颈曲，向前凸；胸曲，向后凸；腰曲，向前凸；骶曲，向后凸。前凸，后凸，交错排列，很有规律，总体呈"S"形，对人体负重、活动和平衡协调起着重要作用。如果4个生理弯曲因睡床不当受到干扰或破坏，则必然会引发颈肩腰腿痛，特别是加重腰椎间盘突出症。

大量实践表明，无论是正常人，还是腰腿痛病人，睡床较好的选择是木板床（加棉垫或席梦思垫）。仰卧板床可保持脊柱的生理曲度，使全身肌肉，特别是腰背肌放松，降低椎间隙压力，避免椎间盘向后突出，缓解髂腰肌及坐骨神经的张力。侧卧板床时，将双髋、双膝关节屈曲，也可消除腰部的后伸与侧弯，防止或减轻腰痛。因此，多睡板床对正常人，可促进健康；对颈肩腰腿痛特别是腰椎间盘突出症患者，可巩固疗效，减轻症状。何乐而不为呢！

## 搬、提重物时如何避免腰伤？

现代科技的进步，许多繁重的工作已被现代化的机器所替代，大大减轻了人类的直接负担。但是仍有不少重物需要人们自己去搬运，去肩扛手提完成，而人本身的负重能力是十分有限的。当你弯腰抬起重物时，当你提着重物行进时，如果不注意姿势，不量力而行，就很容易造成腰部损伤。

在弯腰搬重物的姿势中，最容易伤腰的就是直膝弯腰搬抬法。在这种姿势下，腰椎由屈曲位伸直时，主要依靠骶棘肌等的强力收缩，辅之以臀大肌等其他肌肉的协作，将躯干升起；稳住双下肢，再用双手将重物搬起。搬运的主力来自骶棘肌，而骶棘肌承受了太大压力，极易拉伤，也可能至整个腰骶部扭伤，甚至引发腰椎间盘突出症。

为了避免搬提重物时损伤腰部，那就要求弯腰发力要巧妙、合理、省劲。较为适宜的搬抬姿势是：先将身体尽可能靠近重物，然后屈膝、屈髋、抬腰、直腰，再用双手将重物搬抬起来。采用这一方法搬取重物的优点是，屈膝、弯腰后，无须用太大的力量伸展腰部，仅在双手握住重物后，慢慢伸展髋及膝关节，重物即可被搬起，省时又省力。在伸展髋、膝关节时，主要依靠臀大肌及股四头肌的收缩力量，而这两群肌肉比较强大，肌纤维也较长，且一前一后收缩时容易达到平衡、协调，它们的肌力、肌张力及爆发力远较腰部单一的骶棘肌强大，被撕裂的可能性较小，因此可避免腰部的损伤。但是，也要注意屈膝直腰时，先试探一下重物的重量是否在自己力所能及的范围内，太重了，即使搬运姿势正确，也力不从心，硬搬会扭伤腰部。有的人喜欢在搬抬重物瞬间大喝一声，使胸、腹腔内压力迅速增高，此时胸、腹腔浑然构成"实体"，似气功一般，可分担腰椎、腰肌的部分重力，是一种讨巧的方法。

另外，手提重物行走也须防止腰扭伤。一是当出差或外出旅游时，应交叉换手提重物。人体为了手提行李箱行走，并保持平衡，必然会使脊柱向对侧弯曲，使提重物侧的肩胛部抬高，对侧的肩部下降。根据杠杆原理，这种情况下骶棘肌受力比较大，即使肌力较强的人，长时间经受这种腰椎侧弯应力，也是难以承受的，更何况若是骶棘肌肌力本来就比较薄弱的人。这种脊柱侧弯极易造成骶棘肌肌纤维撕裂，引起腰痛；还因脊柱凹侧椎间盘轻度受压，髓核易冲破凸侧的纤维环突出，形成腰椎间盘突出症。所以交叉换手是避免腰伤的一个好办法。二是尽可能用拉杆箱替代手提重物，可避免费力地手提行李箱行走，相应减少腰伤的发生率。

### 孕妇如何防腰痛？

女性因其特殊的生理特点，腰部极易受伤，往往形成慢性腰腿痛。孕妇的腰痛是女性在特定阶段发生的一种特殊腰痛。如果早作预防，则不一定会发生。

妇女怀孕后，腹部逐渐增大，尤其到了妊娠中后期，一方面因腹部重量的增加及距腰椎间盘中央的力臂延长，从而使腰部负荷增大，这种腰部负荷的增大与腹部增大部分的体积、重量成正比；另一方面，由于妊娠时腹部肌肉松弛无力而不能正常地制约内脏，又使支撑内脏的腰椎负担进一步加重。这两方面的因素使腰椎生理曲度发生明显改变，即前凸后伸过度。在此基础上，孕妇只要稍不留神的举动就会使腰腹部失去平衡，造成腰部损伤，引发腰痛。而且有时这种腰痛还会放射至下肢，引起一侧或双侧下肢痛。

孕妇怎样预防腰痛呢？办法多样，但必须做到以下几点：

（1）充分休息。这可在很大程度上减少腰部的沉重负担。休息时可将枕头、软垫等柔软物垫在腘窝或小腿下面，让孕妇感到腰部和下肢轻松舒适。睡眠时可采用侧卧位，双膝屈曲，减少腰部负荷。行走时穿柔软轻便的平底鞋，不穿高跟鞋。

（2）注意腰部活动的合理姿势。避免突然弯腰、扭腰和下蹲等腰腿部过多或过度的动作。尤其是腰部前屈，应手扶支撑物，轻轻弯下，保持控制，前屈一定幅度后，若感到腰部明显酸痛或腰力不支，即停止弯腰，再慢慢伸腰，坐下休息一会。孕妇扭腰、转身动作一定要慢而轻柔，稳而不晃，防止因腹部负荷的惯性作用造成猛烈的脊柱旋转，损伤腰椎。

（3）适当做孕妇保健操。必须有人陪伴，协助完成。步骤为：①仰卧位，双膝屈曲，足根着床面；缓缓呼气；挺腹；再将腰腹部慢慢向床垫方向下沉。②改呈跪姿，膝慢慢伸直，变四肢撑地；腰背部缓缓向上弓起。③孕妇起立，背离墙壁30cm站直；双手抱头；缓缓呼气，同时将背部尽可能后伸。④又回仰卧位。一侧膝关节先屈曲，再上抬并伸直；换另一膝，动作同前。左右交替进行。

上述4个动作组成一套孕妇保健操，循序操练，每一动作静止保持5秒钟。反复操练5遍。每日早晚各进行1次。应注意在医生指导或同意后进行，动作轻缓。医嘱静卧的孕妇不宜做操。

总之，对于孕妇而言，怀孕后的腰痛有时也许难以避免，但如果能遵照上述要求认真预防，那么，孕妇的腰痛将会被减少到最低限度，或者腰痛程度会大大减轻，从而能顺利、愉快地渡过妊娠期。

### 产妇腰痛如何应对？

孕妇的情况如此，那么产妇该轻松了吧？不！有两方面因素使产妇难以摆脱腰痛困扰。一是产妇机体自身特定生理酿就的腰痛因素。产妇分娩后，机体的内分泌系统发生较大变化，使连接骨盆的韧带松弛，而且腰腹部肌肉也显得较为软弱无力。一旦有外力影响腰部活动，就会使腰、腹部肌肉难以适应，处于失衡状态，应对不当易导致腰痛。二是产妇为照顾婴儿，经常忙忙碌碌，或换尿布，或喂奶，或洗澡，或将婴儿抱上放下，频频弯腰，在产后生理因素的基础上，极易致腰肌劳损，产生腰痛。

产妇腰痛有其特殊性，应针对病因和症状妥善处理。在诊断明确后，首先要通过治疗消除病因，尤其是一些妇科病，应由专科医生处理；然后对症采取相应措施，以减轻腰痛等不适。产妇预防腰痛的办法也有几招，可供参考。

一是产后保持充足睡眠。睡眠时最好取左侧卧或仰卧位，适当更换卧床姿势；床垫不宜太软，太软者铺上较硬垫子。双腿屈曲，减少腰部负担。

二是坐位时可将枕头、坐垫一类柔软物垫于腘窝下，使下肢放松，感到舒适，同时可减轻腰部负荷。

三是均衡合理进食，适当控制体重。避免体重过重增大腰部负担，造成腰肌和韧带损伤，产生腰痛。多吃牛奶、米糠、麸皮、胡萝卜等富含维生素 C、维生素 D 和维生素 B 族维生素的食物；增加素食比例，防止骨质疏松发生。

四是劳逸结合。照顾婴儿量力而行，合理安排，避免腰部过劳。不宜久蹲久站；避免举过高物体，不要去搬桌子、床垫等较重物体。特别要适当控制弯腰动作的频度和力度，暂免洗菜、洗衣、做饭和洗碗等弯腰频频的家务事。托抱孩子时，尽量利用手臂和下肢力量；婴儿床、童车不要过低；孩子澡盆放在高度适宜的茶几上，尽量减少初产妇弯腰幅度。产妇较胖时，腰部不要过度后伸，以免伤腰，引发腰痛。抱孩子要尽量采取减轻产妇腰部负荷的姿势，双膝先蹲下，降低重心，再抱孩子。

五是注意腰部保暖，特别是季节变冷或气温下降时及时添加衣物，以免受凉受冷受寒，加重腰痛。

六是加强腰腹肌锻炼。从产后 2 周开始，在保健医生指导下进行腰、腹肌练习，增强腰椎稳定性。如仰卧起坐，每天起床后做 3～5 分钟；继之散步或骑车运动，可防止和减轻腰痛。但不要过早跑步或走远路。

七是产妇感到腰部疼痛或不适，可作腰部按摩、热敷或洗热水澡，促进血液循环，改善腰部症状。

八是产妇不宜过早穿高跟鞋，以免增加脊柱压力，影响腰部稳定性。尤其是双手抱孩子时，若是穿高跟鞋，则进一步使腰椎前凸，增加腰椎剪力。以穿布鞋为佳，鞋底要柔软。待到腰背部和腹部肌力恢复到相当程度时，可以考虑穿高跟鞋，但需征得医生同意。

九是产妇忌吸烟。研究表明，吸烟可引起腰椎骨质疏松，是慢性腰痛的发病原因之一，且影响治疗和康复效果。

十是产妇保持乐观开朗、豁达放松的心态，有利于缓解腰痛与不适。紧张情绪则使血液中激素增多，诱发腰椎间盘肿胀而加剧腰痛。

妇女防腰痛是一项综合性工程，在青春期就应早作准备；进入婚育期后，则更应在各个环节上加强戒备，按上述要求进行防范。

## 怎样预防坐骨神经痛？

（1）预防或治愈各种引发坐骨神经痛的疾病。除了先天性畸形难以改变外，那些后天性疾病多数可以防患于未然。对于腰椎结核、化脓性脊柱炎等严重感染性疾病，以及肿瘤、腰椎间盘突出症、骨盆出口狭窄综合征等，必须尽快治愈，否则，不仅坐骨神经痛的问题解决不了，还会造成严重后果。另外，要严防腰骶、髋部、臀部和大腿部的外伤。

（2）保持脊柱正常的生理状态，训练卧、坐、站、行等规范的姿势。这对减轻腰部负担，减少腰椎疾病，进而预防坐骨神经痛很有意义。

睡姿对中老年人尤为重要。因年龄关系，腰椎会发生不同程度退变，腰背部肌肉力量相对减弱，睡眠姿势不当，不仅可能引起腰肌劳损、腰椎间盘突出症，诱发坐骨神经痛，而且也易引起颈椎病。合理的睡姿以仰卧位或侧卧位为佳，可使四肢自然伸直或微屈，全身肌肉、神经放松，感到舒适。另外，枕头高低应适当。必要时，还可将小枕垫于腘窝处，以放松腰臀肌，避免牵拉坐骨神经。

无论什么坐姿、站姿和行走姿势，如果造成腰椎过度屈曲，腰腹部肌肉不平衡，引起坐骨神经痛者，均属不良坐姿，应予纠正。平时训练正确的坐姿、站姿和行姿。

（3）注意腰、臀部及下肢的保暖。在冬季或天气转冷时节，应及时添加衣服，避免腰臀部及下肢受冻，引起坐骨神经痛；避免去阴暗、潮湿的环境里久坐，造成臀部软组织受湿寒侵袭，产生炎症，刺激坐骨神经，导致疼痛。同时，也不忽视看起来远离坐骨神经，实际上与坐骨神经密切关联的足部的防寒保暖，因足部受寒湿引起的疾病，会反馈性地导致下肢或坐骨神经不适或疼痛。

经过综合性、全方位的防范措施，一定能使坐骨神经"畅通无阻"，达到"通则不痛"的境界。

## 坐骨结节滑囊炎有何预防办法？

对坐骨结节滑囊炎的预防，关键在于保持正确、稳定的坐姿。养成良好、优雅的坐姿，可以大大减少骨结节滑囊炎的发生率。

（1）在家庭生活或工作、学习中，最好坐在带软垫的座位上，或坐在圆形气圈垫上，可避免坐骨结节直接受到硬物的挤压，造成滑囊挫伤或出血。有的坐椅为硬木板，应另加一块海绵或棉垫，起缓冲作用。带软垫的靠背椅最好，靠背还可分流身体重量对坐骨结节的压力。但是坐沙发不妥，因沙发除可减轻坐骨结节的负担外，对稳定腰椎和腰肌的张力不利，久坐会诱发腰痛。

（2）坐着工作或学习时间长了，调整一下坐姿是必要的，但是切记不可让臀部贴着椅面横向或纵向移动，这种移动会增加摩擦力，使坐骨结节滑囊内壁发生错动摩擦，易导致损伤及出血，形成坐骨结节滑囊炎。正确的方法是，如果坐久了，干脆站起来伸伸腰，捶捶臀部，彻底轻松一下。

（3）避免直接损伤坐骨结节滑囊。部分人有个不良习惯，坐久起来后喜欢用手指将一侧臀部软组织外牵内挤，或上下推拉，意在起到松弛臀部组织、改善血液循环的作用，当时确实感到挺舒适。但是注意这些动作一定要轻柔、适度，不可用力过猛、过重、过多，否则会损伤坐骨结节滑囊，引发坐骨结节滑囊炎。

## 如何预防骨关节炎?

目前预防骨关节炎的重点是采取有效措施，尽量延缓退行性变及骨关节炎出现的时间及进程，减轻骨关节炎引起的症状及由此而产生的各种不良后果。我们可以大致从以下几方面采取防范措施：

（1）避免长期、反复的剧烈运动和负重，持久的行走、快跑和跳跃。否则，会使关节软骨面磨损、充血、出血、渗出、变性而形成骨质增生；还会使骨骼及周围软组织过度受压、扭扯及牵拉，造成局部软组织和骨骼的损伤，一旦组织受力不均，会加重骨质增生或加快骨关节炎的形成。资料表明，长期过度的剧烈运动是诱发骨质增生和骨关节炎的基本原因之一。

（2）适量、合理、规范地进行体育锻炼。这与避免长期剧烈活动并不矛盾。人体不是不需要任何活动，恰恰相反，适量、合理、科学地锻炼全身骨关节是预防骨关节炎的有效手段之一。因为关节软骨的营养来自于关节液，而关节液只有依靠活动性"挤压"效应，才能够进入软骨内，维持软骨正常的新陈代谢。适当运动，尤其是关节的运动，可增加关节腔内的压力，有利于关节滋养液向软骨渗透，减轻、延迟关节软骨的退行性改变，从而延缓或预防骨关节炎。如腰背肌锻炼，每日应不少于 3 次，每次至少做 50 套伸腰、屈腰和转腰活动，由医师或康复师指导更好。

（3）防止骨关节的外伤及积累性损伤。外伤所致的各种关节病，是该关节产生骨关节炎的病理基础。如膝关节创伤性滑膜炎、膝关节滑膜皱襞综合征、半月板损伤、交叉韧带损伤和关节韧带损伤等，均成为日后产生膝增生性关节炎的隐患。随着年龄增长，组织变性，长期的膝关节积累性损伤后遗症使关节张力与股骨对抗应力的组织功能失调，软骨及关节内容物的耐应力降低，造成膝关节不稳，致使软骨面与关节囊、韧带的附着处发生代偿性或保护性骨质增生，并出现相应的骨关节炎症状，如疼痛和活动功能障碍等。所以防止关节外伤及劳损很重要。

（4）保持强壮的身体素质，是对骨关节的最好保护。老年人应适当节制饮食，避免身体过重或肥胖；注意劳逸结合；节制房事；改善室内外环境，经常吸收新鲜空气；保持正常的脊柱姿势和关节功能活动；用具有弹性的软腰围保护腰部，用护膝保护膝部；平时睡硬板床；还要防止风、寒、湿对骨关节的侵袭。这些综合措施十分有助于提高身体素质，也就保护了关节的正常功能。

### 如何正确预防骨质疏松症？

在骨质疏松症的预防观念上，有一部分人认为，骨质疏松症是老年人特有的疾病，其预防也只是老年人的事，与年青人无关。实际上，这种观念是片面的。西医学研究证明，骨质疏松现象开始于人的年轻时代。在儿童时，人体骨骼中的骨量包括骨基质和矿物质稳定增加；青春期骨量迅速、大量增加；35～40岁后，骨量开始下降。女性绝经期后，骨量下降速度明显加快。每个人骨量的高峰值与骨质疏松症有直接的关系。骨量峰值越高，说明体内骨组织的储备量越高，足以延迟骨质疏松症出现的时间。

因此，维持骨量在一定峰值水平，成为我们预防骨质疏松症的关键与重点所在；其预防措施如下。

（1）膳食兼收并蓄，维持合理的营养结构。

（2）维持钙、磷的合理比值。

（3）平衡膳食是预防骨质疏松症的又一重要环节。

（4）注意饮食的适量。

（5）保持健康的生活方式，提高预防骨质疏松症的能力。

（6）适量锻炼，可改善与维持骨的正常结构。

综上所述，预防骨质疏松症的策略是有所为，有所不为。以早防、主动防为上策；早治、不防为中策；不防、不治为下策。

## 女性如何护腰呢？

女性，特别是年轻女性，很想拥有纤细、灵动、柔美的腰部。作为女性重要三围之一的腰围，其大小合理与否，关系到女性整个身躯的匀称和美丽。当然，这首先取决于先天的遗传与生长发育；其次，也受后天运动、锻炼和饮食控制与调理的影响。我们知道，腰部对女性健康的重要性不言而喻。女性腰部是机体的一个敏感区域，从某种意义上说，是全身的健康中枢。过度疲劳，久坐久站，穿低腰裤、高跟鞋，都可能使它受伤。所以在日常生活与工作中，女性应注意科学合理地护腰。

一是避免久站久坐。久坐久站最伤女人腰，会使腰椎负荷增加，椎间盘压力加大，乃至髓核突出，形成腰椎间盘突出症；同时使腰部肌腱、韧带收缩与舒展能力减弱，导致腰肌劳损，引起腰痛。

二是避免受凉受寒受潮。女性腰部特别需要防寒，不同季节穿相应的衣服。中医认为，"女为阴体，易受寒湿"。而部分时尚女孩为了追求美而不合时宜地穿着，在低温季节穿低胸短外套配低腰短裤，露肩背、坦胸脐、裸腰腿，再加高跟鞋，还吃生冷食物，使这些暴露部位的组织血管收缩，影响血液循环，导致风湿性腰痛等疾病的发生，无疑对包括腰部在内的组织造成不应有的伤害，对处于月经期的女孩及孕产妇的伤害更大。

三是患有腰痛病或妇科病者，要注意平时护腰，及时治疗。

腰肌劳损、腰椎间盘突出症、类风湿、腰椎骨质疏松、骨质增生等腰腿痛患者，平时可戴围腰或腰背支架，减轻腰部负荷，改善腰痛症状。痛经、月经失调、盆腔炎等妇科患者，要找出病因，治本又治标，消除腰痛根源。在康复期间，要适当锻炼，劳逸结合，不过度劳累与娱乐。特别忌病急乱投医，不相信江湖郎中的所谓"秘方"或"神丹妙药"，以免贻误病情。

## 如厕为何不应该"马拉松"？

许多人喜欢看报、阅读杂志和浏览小说，本是件好事，值得提倡。但若如厕时看得津津有味，欲罢不能，坐得过久，就会压迫臀部坐骨神经，引起坐骨神经麻痹。即使蹲着，时间长了，你也受不了。因此，仅就保护坐骨神经而言，也希望在坐厕时不因阅读书报杂志而变成"马拉松"。

虽然臀部皮肤和脂肪较厚，肌肉很多，如臀大肌、阔筋膜张肌、臀中肌、梨状肌、股方肌和臀小肌等，十分发达，齐集于臀部。但坐厕时人体约2/3的体重集中于臀部和股后部上方，而马桶圈仅为宽度约6cm左右的蛋形环，质地坚硬无弹性，坐厕时臀股交界部受体重与圈环段两者的挤压，超过半小时，就可以导致臀股部受压组织血供障碍，造成坐骨神经麻痹，下肢有难忍的麻木感。再坐下去，坐骨神经麻痹加重。如厕经常"马拉松"，会引起坐骨神经炎或坐骨神经缺血萎缩，进而使下肢肌肌力、肌张力下降，影响下肢的各种功能。可以这样讲，坐厕太久，贻害无穷。

## 足摩、足浴有什么好处？怎样开展足的轻便运动？

脚上的特定部位与机体内部各脏器之间存在着直接、内在的联系，脚底分布有人体内脏器官的相应反射区，若内脏有病，就会在某个反射区上表现出来。根据这一对应原理，按摩相应的反射区，就可产生较强的刺激作用，促进相应器官的血液循环，改善新陈代谢，进而达到防治疾病、强身健体的功效。据此原理，人们开展足摩、足浴保健服务，通过刺激、按摩、温热足底，大大促进血液在足部与下肢的灌注和回流，有利于足正常功能的保持；而且对与足穴相对应的机体有关脏器功能产生良好的促进作用。

轻便运动则有助于腿足保持活力。专家指出，人的肌力在 45 岁以后就逐渐减弱，尤其爆发力降得更快。据统计，65～80 岁的健康老人，平均每年肌力下降 1%～2%，爆发力下降 3%～4%。肌力减弱的结果，对老人日常活动有很大影响。肌力减退的最大原因就是缺少运动。其实，肌肉的可塑性是终生的，只要运动，特别是腿脚运动，即使因长期卧床而变得衰弱无力的肌肉，也可得到一定的改善或恢复。因此，专家建议采用以下轻便运动对腿足进行保健。

（1）卧位活动踝与趾。仰卧床上，双下肢平伸；双足一起作屈、伸趾交替运动 30 次；五趾分离、并拢 30 次；然后屈髋、屈膝，伸展、旋转踝关节 30 次。如此全套动作为一组，每天早晚各做一组。

（2）坐位蹬木润关节。备一长 40cm、直径 15cm 左右的圆木，放在地上或地板上。人坐在椅上，以双足蹬圆木，前后滚动 100 次。可达到下肢舒筋活血、活动关节和增强肌力的作用。

（3）踮脚走路练屈肌。踮脚走路就是足跟提起，完全用足尖行走百步，可强健下肢屈肌，也利于畅通足三阴经。

（4）足跟走路练伸肌。即把足尖翘起来离地，用足跟走路，主要练习下肢伸肌，也行百步。除增强伸肌肌力外，也有助于疏通足三阳经。

（5）侧方行走练平衡。练习侧方行走，可使前庭的平衡功能得以强化，避免共济失调。先向右移动 50 步，再向左移动 50 步。一左一右移动为一组，每天两次，早晚各做一组。

（6）四肢爬行降血压。人体爬行时，肢体变成水平位，减轻了下肢血管所承受的重力作用，血管及肌肉变得舒张松弛，心脏排血的外周阻力大大下降，有利于缓和或下降高血压。用四肢向前爬行 50m，再倒爬 50m。一天两次。

### 如何用手法改善腿足功能？

除了足的轻便运动外，我们还可采用按、摩、揉、扳、搓、洗、甩等手法或脚法，进一步改善腿足功能。

（1）揉腿肚。以双手掌夹紧一侧小腿肚，旋转揉动，每次揉动 20 次；再以同法揉另一侧小腿肚。一左一右为一组，每天完成两组。可加强腿力，疏通血脉。

（2）"干洗"腿。用双手先抱紧一侧大腿根，稍用力从大腿根向下按摩，一直到足踝。然后，再从足踝往回倒摩至大腿根。以同法再按摩另侧下肢。一左一右为一组，可重复 3~4 组，早晚各完成一次。此法可使下肢血液循环大为改善，腿肌力与步行能力增强，还可预防肌肉萎缩、下肢水肿和下肢静脉曲张等。

（3）甩小腿。一手扶树或墙，先向前甩动一侧小腿，使足尖向前向上翘起；然后向后甩动，脚尖、脚面绷直，下肢同时伸直。每次甩腿 30 下。甩腿时，上身正直，另下肢站稳不摇晃。双腿交换，同法甩腿。每日两次。此法可预防下肢肌萎缩，软弱无力或麻痛，小腿抽筋和半身不遂等。

（4）扳足趾。端坐，两腿伸直，低头，身体向前弯，以双手掌扳同侧足趾，背伸 20~30 次。每日两组，早晚各一组。可训练腿足肌力，增强脚力，防止足部绵软无力，走路不稳。

（5）搓脚心。将双手掌搓热，同时搓左右脚心 100 次。早晚各一遍。具有滋肾水、降虚火、舒肝胆和明双目等功能，可防治高血压、眩晕、耳鸣和失眠等病症。对足本身，自然也有活血化瘀、强筋健骨的功效。

（6）踩足底。可借助一个 3～5 岁小孩的脚力作陪练，练习者俯卧床上，双足背贴床面，足心向上，让小孩赤足踩压练习者足底，孩子的足跟对准大人的足心，做踏步动作 50～100 次。早晚各一遍。可起到促进血液回流、疏通足踝部筋脉和强健足内肌的作用。

坚持腿脚按揉手法，一定能增强机体的肌力、耐力、柔韧度与关节活动度；改善感觉功能，增进肌肉协调、平衡能力；延缓骨质疏松，减少骨折发生；还可降低血压，增加心输出量与最大摄氧量；控制体重与糖尿病等。总之，可变"人老脚先衰"为"人老脚不衰"。

### 另类运动对颈肩腰痛病的防治有何益处？

西医学研究证实，倒走可以锻炼腰背肌、股四头肌和膝踝关节周围的肌肉、韧带等，从而调整脊柱、肢体的运动功能，促进血液循环。更重要的是，由于倒走不属于人的正常、自然的活动方式，因而还可以锻炼小脑对方向的判断和对人体自身的协调。专家要求，倒走最好选择无人、无车的空旷地进行；倒走的步距大小因人而定，但最好人的膝盖不要弯曲；倒走时双手握拳，轻轻向背后挥动，以能将双手反握叩击腰部为好。在一般情况下，一次倒走 100～200 步，每天坚持走 3－5 次。坚持不懈，腰痛可减轻，小脑的平衡功能得到加强。专家提醒，进行倒走时注意安全，不要跌倒，特别是老人。最好倒走前先考察一下路面及周围情况。倒走时不要向后扭头，既不安全，也难以达到锻炼效果。

倒立又称"拿大顶"，俗称"顶功"，对人体来说，又是一种逆反姿态。专家认为，倒立是一项简便易行、有益于身心健康的活动，很多男青年喜欢这种娱乐活动，是年青人健身的方式之一。早在一千多年前，我国古代著名医学家华佗就曾用此法治病健身，并取得了神奇效果。华佗创编的"五禽戏"，其中的猴戏，就将倒立动作列于其中。人在日常生活、工作、学习、运动和娱乐中，几乎都是直立身体进行的，人的骨骼、内脏和血液循环系统在地球引力的作用下，产生下坠的负重作用，易导致胃下垂、肾下垂、子宫下垂、心血管和骨关节炎等疾病的发生。而人体倒立时，地球引力不变，但人的方向来了一个180°的倒转，使人体各关节、各器官所承受的压力顿时减轻，肌肉的紧张度降低，特别是倒立时关节间压力的减弱，以及某些部位肌肉的松弛，对于防治腰背痛、坐骨神经痛和关节炎，都有一定效果。而且，倒立对消除某些部位，特别是腰腹部的赘肉也有一定作用，是有效的减肥方式之一。倒立不但能使人的体形更加健美，而且能够有效地减少面部皱纹，使人年青有朝气。专家还提醒，开始练倒立时可请人协助，注意手部不要受伤骨折。心血管疾病患者不宜倒立，以免发生意外。倒立会导致眼内压增高，所以青光眼、高度近视、糖尿病或视网膜血管病患者慎练倒立。

手上的骨关节、肌腱和韧带非常多，它们的活动可牵涉到上肢乃至上半身。双手在空中自由挥舞，反复抓捏，类似于"空手道"，不但能使手指更灵活，而且可以带动臂肌、胸大肌和颈部肌肉参与运动，从而改善血液循环，有助于防治肩周炎、颈椎病和偏头痛等疾病，治疗肩周炎的效果更明显。这种锻炼是以手为中心进行的强身活动，形式多样，不仅花费时间不多，对场地也没有严格要求，站、坐、卧均可练习，可达到与慢跑相似的健身效果。常用"挥手"与"空抓"两种方式练习。前者取仰卧位，双臂向上伸直，活动手指，甩动腕、肘部，伸展手臂，上下左右挥舞，手臂发力，会传达到手腕与手指。每次进行两分钟左右。后者则取站或坐位，抬头挺胸，伸直双臂呈水平状，目视前方似观景，然后以每秒一次的节奏反复用手指抓捏，如抓极有磁性物件那样；同时，双臂慢慢上抬，双手不断向上空抓，直至双上肢超过头顶止。空抓时呼吸要均匀，手指自然用力抓捏，既不要太快、太慢，也不要时快、时慢，模仿钟摆那样节律。抓捏时双臂有意在胸前交叉一下，再平直外展，以活动肩、肘关节，舒展胸廓，扩张肺部，增加肺活量。

另类运动尚有雨中行、赤足走、爬行和侧走等，都可以让你领略到新奇的运动乐趣和促进健康的良好感受。

## 平时如何更好地呵护腰部？

人体的重心在腰部，脊柱四肢的活动多以腰部为轴心展开；而几乎 80% 以上的腰腿痛，都与腰部病变有关。因而，腰部与腰椎，很自然地成为人们所关注的焦点。倘若在平时妥善保护好腰部，那么，大多数腰腿痛病，特别是急性腰扭伤、腰肌劳损和腰椎间盘突出症等，也就不容易发生了。

（1）在任何活动中，都要采用正确姿势，纠正不良姿势，避免单一姿势。正确的姿势不仅能够省时省力，减少腰部及其他各关节、肌肉、韧带的磨损，又可避免各种不良姿势造成的损伤。

从事重体力劳动和激烈运动，更要加强腰部的多方面保护。劳动、比赛之前要做好充分的准备活动，即使是天天劳动的工人，也不例外；劳动、运动强度的选择应根据自己的体力量力而行，不必逞能；尽量减少在不良体位状态下工作或比赛，酌情调整体位，避免腰部长期处于某一不良体位。加强护腰措施，必要时以宽腰带围于腰部，可增强腰肌肌力，限制腰椎过屈过伸运动。

两人抬重物要配合默契，步调一致，抬放协调。在劳动中单独搬、扛、背、挑重物时，要适当使胸腰挺起，注意重力平衡。

正确的坐位、站位和卧位姿势，对保护腰部，防止腰腿痛发生也很重要。

（2）劳逸结合，防止腰部过劳。腰部作为人体运动的轴心，过度劳累，特别是腰部超负荷使用，会造成腰部肌肉、韧带和脊椎关节等的损伤，出现劳损性腰腿痛。

因此，从事一项长期的劳动或运动职业，应合理分配体力与工作任务，阶段与阶段之间穿插适当的休息期。当前风行的疗休养即是劳逸结合的一种方式。每年15天的公休，可以见缝插针地使用。即使在一天或数小时的劳动中，也应适当安排工间休息或活动，一般工作2小时后，应休息5~10分钟，以利于恢复体力，继续完成余下的任务。科学、规范的劳逸结合不仅可预防腰腿痛等疾病的发生，保障职工的身体健康，还会大大提高工作效率，降低生产成本，起着事半功倍的作用。

（3）防止风寒、潮湿的侵袭。腰部与颈肩等部位一样，反复受到风、寒、湿的侵袭之后，极易发生腰腿痛。

中医学认为：寒胜则痛，寒生凝滞，气血不通，经脉不畅，不通则痛。这一系列的病理变化都可导致腰腿痛。按照西医理论，风、寒、湿对人体也是有害的。风、寒、湿作为一种不良物理刺激，既使肌肉痉挛和小血管收缩，又影响血液循环和组织代谢，久之可使肌肉发生纤维变性，导致腰肌慢性损伤。因此避免风、寒、湿的刺激，对预防腰腿痛极为重要。

平时要保持生活起居、工作学习环境的干燥、温暖。勤晒被褥。冬季卧床要温暖，农村睡火炕，城市用电热毯。这些措施可起到预防和治疗腰腿痛的双重作用。

预防腰腿痛还要注意腰部不要扭伤、挫伤和撞伤；保持精神舒畅，心情愉快；饮食有节；房事有度；坚持腰部锻炼等。

由于腰腿痛是一个症候群，实际上反映了机体上许多具体病种的存在，所以腰腿痛对人们身心健康的负面作用不可估量。因此，每个人都应自觉、主动地采取上述措施，从细节做起，实实在在保护好腰部与腰椎，就可预防腰腿痛病的发生，降低腰腿痛病的发病率。

### 颈肩腰腿痛患者如何进行饮食调理？

颈肩腰腿痛患者多是中老年人，对营养和饮食有着特殊的要求。现代营养学的精髓是讲究营养平衡。充分利用天然食物，经合理搭配后组成，能最大限度地满足人体需求，以利于机体的生长发育和健康。要十分注重合理的膳食结构和酸碱平衡，还要照顾到中老年人不同的生理特点，特别是各种功能减退、代谢率降低和慢性病较多的情况。因此，中老年颈肩腰腿痛患者的营养与饮食要防止过量摄入和结构平衡。

（1）理想的平衡饮食，可为颈肩腰腿痛患者提供足够的热量，足够的优质蛋白质，各种无机盐，充足的维生素，适当的纤维素，以及这5种营养素之间的适当比例。专家认为，所提供食物的蛋白质、碳水化合物、脂肪、矿物质、维生素、纤维素和水等营养素的量必须充足、有效，并且达到平衡，任何一种营养素既不可少，也不可多。

要强调，对于颈肩腰腿痛患者而言，平衡饮食首先保证蛋白质、脂肪和碳水化合物3种主要营养素之间的比例合理，一般三者之比为1.0:0.8:7.5。另外摄入的氨基酸也应适当，即膳食中蛋白质的氨基酸种类、数量和比例应与体内的基本接近，这样，可使膳食蛋白质利用率提高，达到氨基酸代谢的平衡。维生素之间也应保持平衡，过量摄入一种维生素，不仅起不到应有作用，相反，却可引起或加剧其他维生素的缺乏。适量摄入，可起到联动效应。颈肩腰腿痛患者体内钙、磷、氮之间更应维持合理的比例，应为 1.2∶0.66∶1.0。蛋白质中的氮有助于钙吸收，这就是为什么高蛋白食物中钙易被吸收，其吸收率高达 20%，而低蛋白食物中的钙吸收率仅为 5% 的原因。当然，维生素对钙、磷的吸收也有影响，如足够的维生素 D，可促进钙的吸收，磷若缺少了维生素 D，其吸收也同样发生障碍。

（2）保持食物的酸碱度及其平衡，对维护颈肩腰腿痛患者的健康十分关键。在正常情况下，体内血液的酸碱度（pH）是相对固定的，一般保持在 7.3~7.5 之间，这样的酸碱度最适合人体新陈代谢的进行和器官的生理活动。食物是维持体内正常酸碱度的重要因素，平时人们的主食多属酸性，不知不觉中会过多食用酸性食品，使血液呈偏酸性，这会引发缺钙症状，加重肢体疼痛，而且还会增加血液黏稠度，促使血栓形成，诱发心肌梗死等疾病。应适当控制酸性食品，避免其中磷、硫、氯等非金属元素的过量摄入；适当多吃碱性食品，以获取更多的钠、钾、钙、镁、铁等金属元素。

总之，颈肩腰腿痛患者饮食结构中三大营养成分（蛋白质、脂肪和碳水化合物），以及维生素、钙、磷、氮和酸碱度等，相互之间均应保持结构和比例合理，才能达到真正意义上的营养平衡，才会有利于颈肩腰腿痛患者尽快康复。

## 不良情绪如何影响颈肩腰腿痛患者？怎样应对呢？

在颈肩腰腿痛患者群体中，比较受抑郁症或其他不良情绪影响的有肩周炎、颈椎病、肌痉挛和腰部疾病的患者。

（1）专家指出，情绪低沉，精神不振，焦虑抑郁者易诱发肩周炎。肩周炎与情绪影响互为因果。肩周炎产生肩痛，严重者影响生活、工作和休息，使患者产生烦躁和抑郁情绪。而不良情绪，则又使肩周炎病情加重，久久不愈。其发病机制虽未完全明了，但可能与情绪不佳的人减少活动与锻炼有关，也可能与抑郁者协调关节活动的自主力、应急能力较差有关，容易使关节及其周围软组织损伤，从而引发肩周炎。肩周炎如不及时治疗，会使肩关节成为"冻肩"或"凝结肩"，无法活动，更使患者顾虑重重，焦躁不安，对好转或治愈缺乏信心。有的患者会因穿衣、脱衣困难而烦恼，甚至发怒。等等。

对影响肩周炎的不良情绪，患者本人应耐心加以克制，家人及医生则善于疏导，并协助解决患者生活中遇到的困难。如穿衣难问题，可选择穿开衫，先套患肢，后穿健肢，脱衣时顺序相反，比较方便。实在需要穿套衫时，则先套患肢，再套头部，后套健肢；脱套衫时，则先脱头部，再卸双袖。必要时，可请人帮忙。只要仔细琢磨穿脱衣服要领，及时调整顺序，则穿卸自如，心态平稳，痛苦自减。实际上，大多数肩周炎经过治疗和训练，是可以在半年到 2 年期间痊愈的。

（2）较易受情绪影响的颈椎病患者为脊髓型、椎动脉型和交感型的患者。患者如果受大喜大悲的精神刺激而显得烦燥、暴怒或悲伤时，颈椎管内压力骤然升高，使脊髓受压，症状加重，如上肢麻木、肌张力降低等更显著，甚至会影响到下肢，出现下肢发冷、乏力、步态不稳，易跌倒，更重者致胸部以下肢体感觉迟纯，大小便功能障碍。心情激动还会使颈周肌肉频频收缩或痉挛，不规则地牵拉颈椎小关节，或压迫椎动脉，或刺激交感神经丛，造成椎基底动脉供血不足，加重椎动脉型颈椎病的症状，如头痛、恶心、呕吐、盗汗、心慌、胸闷、眩晕、耳鸣、听力减退与视觉障碍等。又因交感神经支配头颈部的皮肤、血管、汗腺、腮腺、舌下腺、眼睑和心肌等，一旦大喜过望，交感神经极度兴奋，会使心跳加快，心律紊乱，头昏加重，瞳孔放大，视力模糊；而当悲痛之极，交感神经又受抑制，则心动过缓，血压降低，肠鸣增加，头晕眼花，鼻塞流涕和眼睑下垂。大喜大悲还会使颈椎病患者出现其他异常，如上腹胀痛、食欲不振、便秘、纳差、泛酸等消化道症状；吞咽不适，胸骨后烧灼痛；以及血压升高，乳房疼痛，呼吸困难和畏寒怕冷等。长期的情绪失调，起伏不定，喜怒无常，会使脊髓、椎动脉和神经（特别是交感神经）肌肉功能失调，导致颈椎强直、骨质疏松和软组织萎缩，对颈椎病预后和康复极为不利。

为此，颈椎病患者应善于控制情绪，调整心态，保持乐观向上的情绪，对治疗充满信心，这对治疗是非常重要的。

（3）情绪对"抽筋"（即"肌痉挛"）也有很大影响。人们在日常生活、休息或游泳等体育活动中，经常会遇到"抽筋"。此时患者十分紧张，痛苦，焦急，孤立无援时往往难以解脱，应对不当极易造成生命危险。

"抽筋"对游泳者是危险的。由于小腿肌受累过度或过低水温的刺激，可发生持续的、难以控制的疼痛性痉挛。此时泳者倘无自救经验，则必然紧张甚至恐慌，导致抽筋加剧难以自拔，最后溺死水中。

如何保持沉着、冷静的情绪，尽快自我舒缓肌痉挛，是解除痛苦和摆脱危险的首要条件。专家建议，一旦小腿抽筋，泳者一定要镇定自若，沉着应对，迅速改泳姿为仰泳，以双手划水尽快靠岸或靠近池壁；或以手掌轻轻扳动足板至背屈位数次，使小腿肌肉的痉挛得以舒解。当然，附近有人时应主动呼救。为防止"抽筋"发生，泳前充分的准备活动是必要的。学会自我控制和调节情绪，对应付和解除突发性肌痉挛有十分重要的意义。

（4）烦躁不安又是腰痛发作的"引信"。一些软组织外伤性、劳损性腰痛，或椎管狭窄性腰痛，或腰椎间盘突出症导致的腰痛，若长期保守治疗效果不理想，患者很容易出现烦躁情绪，认为腰痛治不好，治好了也要复发，显得很烦躁。医生动员患者手术，但他又担心神经受损伤，脊椎骨打开了还稳不稳，等等，因此又怕手术。这样的矛盾心理周而复始，形成恶性循环，腰痛没治好，心情却越来越坏，更加剧了腰痛。

为此，腰痛患者应保持平和的心态，认识到腰腿痛大多是由慢性疾病造成的，有较长的形成过程，因而保守治疗也不可能是一蹴而就的，需要有一个探索和积累疗效的过程。不能操之过急，不能烦躁，烦躁只会使腰痛加重，而应积极配合医生治疗。只要心态安定，治疗得当，腰痛会较快地获得缓解或好转。必要时，应坦然面对手术，尤其是腰椎间盘突出症或腰椎管狭窄症对症治疗半年以上无效、症状继续加重时。

## 为何沐浴有助于防治颈肩腰腿痛？沐浴时应注意什么？

沐浴为人们生活所必需，是一项健身洁体运动，可洁肤、活血、松筋、壮骨和防病，特别适合颈肩腰腿痛患者。在沐浴时进行强身健体活动，是一种兼具水疗和医疗体育两者特长的有效锻炼方法。

首先，水温的热效应可促进颈肩腰腿痛患者全身血液循环，增进机体新陈代谢；荡涤污垢，减轻或消除皮肤和关节炎症；降低肌肉、筋膜和韧带的紧张度，缓解僵硬与痉挛，减轻疼痛；而水的浮力可对抗机体重力，使腰骶部变得松弛、灵活；水的阻力又可使运动变得相对缓慢，不致过度、过烈。因此，有的专家主张，应一日一浴，或早浴，或晚浴，即使冬天也是如此。沐浴的水温，夏季宜 38～40℃，冬季 40～42℃，春秋季在这两者之间。室温保持 21～24℃，湿度不高于 75%。

颈肩腰腿痛患者在沐浴时还可适当作些肢体运动，对消除炎症、减轻疼痛、肿胀和恢复骨与关节功能很有好处。沐浴运动是一种在水中进行体育锻炼的治疗方法，兼具水疗法和医疗体育两种疗法的综合功能。如挺腰运动、踢腿运动、收腹运动、分髋运动、收臀运动；还有配合呼吸作下蹲运动，下肢击水运动；坐于水中，作双肩上举收展运动等。

目前时兴矿泉浴疗法，能起到更好的医疗保健、防治颈肩腰腿痛的作用，可使机体充分接受矿泉水的温度、浮力、压力、化学成分甚至弱放射性作用等各种理化因素的刺激，达到更佳的医疗效果。矿泉浴的水温一般为 35℃ 左右，以微温浴为主。患者可每日进浴 1 次，每次 30 分钟，全身浸浴，15 次左右即可获得一定疗效。除了一般的浸浴方法之外，还有波浪浴、漩涡浴、喷注浴和中药浴等。矿泉浴可大大改善局部血液和淋巴液循环，促进骨、关节、肌肉的新陈代谢，减轻或消除局部炎症和疼痛。

沐浴虽爽，可愉悦身心，但掌控不当，也有麻烦。应注意以下方面：

（1）水温不宜过高，45℃ 以上的水温，会让人窒息，还可能烫伤皮肤。要在浴室高处安装通风装置，形成浴室内空气、湿气的环流排放循环。特别在洗桑拿浴时，无论干蒸或湿蒸，热刺激均很强烈，会让人大汗淋漓，充分发汗，但要注意因人而异，不可盲目入浴，如进去 1 分钟左右即感头晕目眩，胸闷气急，心跳剧烈，则应赶快退出，到通风地方换气降温，否则会发生意外。年老体弱者慎用。家中沐浴除防止煤气中毒、触电外，不允许用浴罩之类封闭物保暖，以免影响空气交换，造成缺氧。沐浴时间不要太长，一般以半小时至 45 分钟为宜，过久泡浴，会出汗过多，易致虚脱。心脏功能不全、活动性肺结核、肿瘤破溃、化脓性炎症、身体疲乏及有出血倾向的颈肩腰腿痛患者，暂不宜入浴，可以擦身替代。

（2）老年颈肩腰腿痛患者沐浴时当心"浴室综合征"。患者出现口渴、胸闷、心悸、恶心、目眩、四肢乏力、呼吸急促，甚至晕倒或诱发心脑血管病等一系列情况，称为"浴室综合征"。尤其冬季，室内外温差大，湿度呈饱和状态，水汽压较大，通风性差，空气混浊，氧含量少，人又多，对此老人难以适应，甚易出现此综合征。对此，预防措施有：①加强锻炼，提高体质与适应能力；②浴前不饱食、过饥、过疲与饮酒，可预饮一些白开水；③进澡堂先适应5分钟，热身后再入池；④洗浴由下到上，由足到头，逐步适应；⑤浸泡热水池时间以15~20分钟为宜，不要过长；⑥擦澡动作不过急、过快和过分用力，以轻柔舒松为佳；⑦水温以37~40℃为宜；⑧出现不适，立即步出浴池，休息，喝茶，多可缓解。

## 下蹲运动对老年人有何好处?

俗话说，"树老根先枯，人老腿先衰"。老年人常做下蹲运动，是一种简单易行的下肢健身方法。动物学家发现，用四肢行走的动物，由于心脏、大脑和四肢几乎在同一平面上，少有罹患高血压的。人类身材矮小者，可能因大脑离地面距离近，长寿者居多。由此可见，人通过下蹲运动，能降低心、脑等器官与地面的距离，有利于防治多种慢性病；同时下蹲本身就是一项下肢肌肉与关节的锻炼活动，对下肢的保健作用也显而易见。大致有以下好处：

一是下蹲可加强心、脑、血管功能，稳定或降低血压，调节内分泌，促进机体新陈代谢。

二是下蹲可改善全身，特别是下肢的血液循环，增强血管弹性，有效促进静脉血回流，使全身尤其下肢血脉更畅通。

三是下蹲可增大腰、髋、膝和踝等关节的活动度，增强关节灵活性；提高下肢肌肉的力量和张力；延缓下肢关节退化和肌肉萎缩。

四是下蹲可使腰骶部、腹部、臀部和腿部组织或器官得到最大限度的联动，包括震荡、挤压、屈伸、扩展和牵拉等运动，对腰肌劳损、腰椎间盘突出症、腰椎管狭窄症、便秘、痔疮、前列腺炎、尿路结石等多种病变有较好防治作用，并有利于减肥。

可见，下蹲运动对老年人健康好处多多，有条件的人就应该多做下蹲运动。方法是：先直立，稍弯腰，双手握住床架、椅背或其他扶手，缓慢而平稳地下蹲，下降身体重心至可能达到的最低点，最好臀部能抵足跟；然后起立。此为一回合。一次连做20回合。早晚各练1次。1个月为一疗程。同时辅以仰卧起坐、仰卧抬腿和俯卧撑等腰腹肌练习。

应当注意，凡患心脏病、高血压、贫血、糖尿病、眩晕症和关节炎者，以及年迈力衰、步履蹒跚、下肢僵硬的老人，不宜做下蹲运动。

## 腰肌劳损的功能锻炼方法如何？

一些腰肌劳损患者常常为自己腰腿痛迟迟不好而发愁。其实，只要采取科学的自我康复锻炼，变消极为主动，变接受治疗为参与治疗，不仅腰腿痛康复快，而且心情也变得开朗，战胜疾病的信心大大增强。

腰肌劳损的康复锻炼方法很多。首推自我按摩疗法，不仅治疗腰痛十分有效，而且对防复发有重要作用，除了内脏疾病和肿瘤引起的腰腿痛外，其他腰痛均可使用。其次为"三件套"腰肌康复训练法和"三姿操"等。

自我按摩疗法包括：擦腰（用双拳贴着腰部上下擦动数十次，至皮肤发热为止）；揉臀（用手掌大鱼际贴着同侧臀部，顺时针再逆时针环形揉动 30 次）；捶腰（以空心拳拳眼轻轻扣击双侧腰部，从上而下、自下而上 30 次）；推腰（右手推腰左前转，左手推腰右后转，推转 30 次）和捏腿（双手掌手指捏大、小腿前肌肉 30 次）等。这一疗法，简便易行，立竿见影，但需持之以恒，每日做 1～2 次，直至痊愈。

也有学者建议作"三件套"腰肌康复训练法。它们是：腰部前后屈伸运动（腰前屈、后伸各 30 次）；腰部回旋运动（腰部作顺时针及逆时针方向旋转各 10 次）和拱腰挺腹训练（仰卧，五点支撑：双足、双肘和头枕部支撑，再提臀、拱腰、挺腹锻炼 30 次。必要时改三点支撑：头、双足支撑）。这种"三件套"康复训练要求于睡前、早晨各做一次，能使腰背组织松弛，缓解肌痉挛，增强肌力，消除疼痛。

下肢康复锻炼——"三姿操"。有一些腰痛患者同时伴有坐骨神经痛症状，一侧或双侧下肢有牵拉隐痛或放射痛，抬腿、行走极不方便。患者因怕痛而不大愿意活动患肢，使病情进一步加重。这时，需要患者克服怕痛畏难情绪，开展下肢康复锻炼活动，尽早解除坐骨神经痛。训练方法很简便，即"卧、坐、站"三种姿势下的坐骨神经痛康复操，简称"三姿操"。

（1）卧床抬腿法：患者仰卧位，双下肢轮流屈、伸腿 10 分钟，舒展下肢骨关节及肌肉系统；接着双下肢交替抬腿训练，先健侧，后患侧，相互比较抬高下肢与床面的角度，做好记录，如此抬腿锻炼 30 分钟。患侧下肢可逐步加大抬高角度。

（2）坐位触足法：患者直腿坐椅上，足跟着地，足尖翘起，双手平放大腿上。接着随腰部前屈，置于大腿上的双手渐渐滑移至足部方向，尽可能抵达足背足尖。如此训练 30 分钟。不要担心开始阶段手指难以到达足部，多次练习后会不断进步的。

(3) 站位屈膝法：人直立，先轮流直腿抬举，做预备活动 10 分钟；然后两下肢分开站立，轮流弯曲左右膝关节，先健侧后患侧，使身体呈斜向弓行下蹲，达到使患侧下肢逐步伸直牵张的功效，解除"吊筋感"。

"三姿操"每次组合训练，每日 1 ~ 2 次，坚持 3 ~ 4 周，会有满意的效果。

康复训练，是一项系统工程，是腰腿痛病人不可缺少的一门课程。主动、耐心、规范地训练，一定会早日解除你的痛苦，迎来美好的明天。

## 如何健身才是科学、适度？有哪些运动方式？

健身锻炼怎样才算科学，这是人们，特别是中老年颈肩腰腿痛患者十分关注的问题。科学、合理的锻炼原则应当是：

(1) 不同年龄段的颈肩腰腿痛患者应有不同的锻炼目标。中老年侧重于增强身体各部器官的功能，防治颈肩腰腿痛疾病，延缓退化与衰老。若是青少年，则主要在于恢复身体素质，促进生长发育和提高运动与竞技水平。

(2) 运动锻炼要全面。即通过多种可行的锻炼形式、内容、方法和手段，进行较全面的锻炼，全面恢复身体各部分、各系统的功能，提高身体素质和基本活动能力。对中老年颈肩腰腿痛患者而言，全面锻炼更有意义。既要加强运动系统，即骨、关节与肌肉的功能，又要增强心肺功能，延缓其衰老退化，还可减肥；既要保持中老年人的力量、耐力水平，又要延缓其在速度、灵敏和柔韧性方面的退变速度；既要练习躯干，特别是腰背部和腰骶关节，又要加强四肢和头颈的力量；既要保持对外环境的适应能力，又要重视身体内环境的改善，以及疾病的体疗康复。只有这样全面的锻炼，才使机体真正受益。

（3）注意锻炼的平衡，即动静平衡、体脑平衡、营养平衡与运动平衡等。

（4）运动要适量，应循序渐进和循序渐退。

（5）锻炼要因人而异，因地制宜，因时制宜。

（6）要探讨新的锻炼方法，持久巧练，达到事半功倍的效果。

当然，还有其他一些原则。但只要基本掌握以上六点，你的运动锻炼就可达到预期目标，而不会引发伤病或加重颈肩腰腿痛。

颈肩腰腿痛患者为达到全面锻炼的目的，可选择多种多样的轻型运动方式。常见的有散步、慢跑、轻跳、投掷、健身操、球类、太极拳、木兰拳、跳舞、游泳、骑车等，这是一批动态的运动，即传统意义上的运动。其实，锻炼还有一种不动声色的、别人难以觉察而自己深有体会的静态运动，同样不可忽视。四肢功能欠佳的颈肩腰腿痛患者最需要。比如一位下肢被石膏固定的骨折患者，关节固定不能动，但肌肉仍可以自主收缩、放松，进行静态练习，可达到肌肉不发生废用性废缩的目的，为日后解除固定后的下肢活动创造肌力条件。室内保健功就属于静态运动，即主体基本不动，只有手足稍动，进行自我按摩。如梳头，干洗脸，揉眼眶，按太阳穴，擦鼻根，搓腰，摩腹，叩小腿，捏足和摆手等，动作十分轻巧、灵便，却有意想不到的健身效果，达到提神醒脑、明目通气、活血化瘀、消炎祛痛和强筋壮骨等功效。

### 颈肩腰腿痛患者如何锻炼？

1. 颈部锻炼法

平时养成作颈椎操的习惯。每日早晨，先作颈部前屈、后伸、侧弯运动；休息片刻，再作头部左右旋转和大循环运动。各做 20 次。完后用双手按摩颈后部软组织，使之放松。颈椎操可活动颈椎关节，松解颈部软组织的粘连，消除无菌性炎症，改善或减轻颈椎病症状。

2. 肩部锻炼法

（1）环肩运动：站立姿势，双肩部自然放松，以肩关节为中心，肘关节伸直，上肢先由前向后，再由后向前作环形运动，各做 30 次。环转动作由慢转快。

（2）手指爬墙法：身体站立，两足分开，面对墙壁，患肩侧手指扶墙，沿墙壁持续向上爬行，使上肢高举到最大限度，以粉笔记下每天上爬高度（画横线）。每天练习 30 次。

（3）甩手法：站立，患侧上肢下垂，前后甩臂 30～50 次，甩臂范围由小到大，循序渐进，逐渐增加次数和范围。

三种方法可交替进行，能有效缓解肩部粘连，增加肩关节活动度，消除肩周炎导致的疼痛。

3. 腰部锻炼法

（1）腰部旋转法：站立位，两足分开距离与肩同宽，两手叉腰，以腰骶部为中心，做由左前向右后的旋腰动作，然后反方向运动，范围由小到大。

（2）前俯后仰法：站立，两足分开，全身放松，先做向前弯腰动作 30 次，而后做后仰动作 30 次。双上肢伸直，随腰部动作自然摆动。前俯后仰时切忌太快，尤其高血压病人动作要慢。

（3）腰部侧弯法：体位同上，两手叉腰，做左、右腰侧弯运动，先向左，后向右，共 30 次。要求左右侧弯腰至最大幅度。

这套动作可增强腰部活动度，减轻腰部疼痛。

4. 腿部锻炼法

（1）旋膝扭髋法：站立，腰部前屈，双手掌心按双膝关节上，按顺时针方向环形旋膝 30 次，再向相反方向旋膝 30 次。之后身体直立，扭髋 30 次。

（2）屈腿蹬足法：身体站立或仰卧，下肢自然放松，抬起右下肢，屈膝屈髋，以左手捏握右足趾部，做蹬足伸腿动作。左右下肢交替进行。

（3）踢腿压腿法：体位同上，将健侧下肢搁在高于该下肢的凳上，然后弯腰，上半身发力，向前做压腿动作 20 次；再换患侧下肢搁在凳上，以同法做压腿动作 20 次；最后双下肢分别做踢腿动作 20 次。

（4）踏足收势法：以上三法做完后，以踏足收势结束。方法是身体站立，全身放松，先抬右足踏左足，然后相反，如此交替，原地踏足 20 次。要求抬足时腿轴线与躯干呈 90°。

完成该套动作，可使下肢肌肉及髋、膝、踝诸关节得到全面锻炼，增强肌力与肌张力，延缓骨退变，使行走更强健有力，耐力与速度也大大提高。

## 老年颈肩腰腿痛患者锻炼时应注意什么？

老年人健身锻炼应遵循以下要求：

（1）锻炼以保证温和、平安与不激烈为原则。如散步、慢走、体操、跳舞、骑固定自行车，还有属于中国传统文化的太极拳、气功、运动按摩等，比较合适，视老年人兴趣选用。如骨质疏松症者，适合从事较轻松且负重状态的运动，如散步、快走、慢跑等，应避免跌倒造成骨折。膝退行性骨关节炎患者，不适合爬山或走长距离阶梯，可选择无负重状态的运动，如游泳、骑自行车等。

（2）锻炼时应注意一些细节：①穿着宽松衣服及大小合适的运动鞋；②充分热身；③依个人能力选择运动项目；④采取循序

渐进的方法加大运动量；⑤注意运动时自己的身心感受，量力而行；⑥将锻炼融入生活；⑦避免一些危险动作，如摒气用力等，以免引发腰椎间盘突出或心脑血管疾病；⑧在活动后把汗擦干，尽快沐浴，补充水分及盐水；⑨保证运动环境的安全；⑩在出现明显不适时立即停止锻炼，坐下休息或呼唤他人协助。

（3）锻炼强度应根据颈肩腰腿痛患者病情及体质，因人而异。运动强度不足或过多，都不能达到促进健康的目的。一般来说，可以用患者运动时的心率监测运动量。理想的心率应为（220－年龄）×60%～（220－年龄）×80%之间。以70岁老人为例，达到运动量的心跳率应该在每分钟90～120次之间。强度掌握原则上以患者锻炼后无明显不适，不过度疲乏、痛苦或吃力为底线。若达到舒适、稍疲与微汗，则视为适宜。

（4）锻炼时间的掌握上，要恰到好处。既要达到锻炼效果，又不至于过度疲惫，以每周以运动3～4次，每次持续20～30分钟为宜。刚开始运动的老年患者，可以选择"短暂运动—休息—再运动"的模式，但运动时间不超过30分钟；等体能改善后，再加大运动量。